PARADOJAS MÉDICAS

Contradicciones de la medicina actual

Francisco Kerdel-Vegas

Paradojas médicas
Contradicciones de la medicina actual

ISBN 978-0-9915219-6-8
ISBN 978-0-9915219-5-1 (ebook)

Cognitio
Books & Apps

www.cognitiobooks.com

FRANCISCO KERDEL-VEGAS

Embajador, médico dermatólogo, académico, hijo de Oswaldo Kerdel y de Sofía Vegas, nació en Caracas. Estudia en el Instituto San Pablo y en el Liceo Andrés Bello de Caracas. Graduado de Médico Cirujano en la Universidad Central de Venezuela en 1951, Interno de la Cruz Roja Venezolana de 1949-1951. Residencia en Dermatología en el Massachusetts General Hospital (Harvard Medical School), 1951-1952 y en el Skin & Cancer Unit de New York University, New York, 1952-1954. Master of Science de New York University, 1954. Instructor, Profesor Asistente, Asociado y Titular (desde 1961) de Dermatología en la Facultad de Medicina de la Universidad Central de Venezuela y el Hospital Vargas de Caracas.

Premio Martín Vegas de la Sociedad Venezolana de Dermatología, los años 1965 y 1970. Individuo de Número de la Academia Nacional de Medicina de Venezuela (Sillón XXIV, 1967) e igualmente de la Academia de Ciencias Físicas y Matemáticas de Venezuela (Sillón XIII, 1971). Doctor en Ciencias Médicas de la UCV. Vicerrector Académico (fundador) de la Universidad Simón Bolívar. Ha publicado más de cien trabajos y varios libros de esa especialidad. Autor del libro "Diáspora del Talento" (UNESCO 2000) en que describe el programa de talento venezolano en el exterior y la metodología para vincularlo a su país de origen. Contribuyó al establecimiento del Instituto de Dermatología (ahora Instituto de Biomedicina). Es Miembro Honorario de las Academias Nacionales de Medicina de Brasil, Colombia, Chile, y Paraguay. Miembro Vitalicio de la American Academy of Dermatology. Miembro Honorario de las Sociedades de Dermatología de los Estados Unidos, Francia, Gran Bretaña, Alemania, Austria, España, Portugal, Argentina, Brasil, Colombia, México, Perú, Panamá, Costa Rica, República Dominicana, Paraguay y Uruguay. Ex Presidente de la Sociedad Venezolana de Dermatología. Ex Presidente de la Sociedad Internacional de Dermatología. Miembro de la Junta Directiva de la International Foundation of Dermatology. Ha sido parte de las Directivas de diversas instituciones educativas y conservacionistas internacionales como son los Colegios del Mundo Unido y el WWF. Prestado a la diplomacia, fue Embajador de Venezuela en el Reino Unido (1987-1992), luego ante la UNESCO en París (1994-1999) y Embajador en Francia (1995-1999). Miembro del Trinity College, Cambridge University; Investigador en el Institute of Animal Physiology en Babraham y en el hospital de Cambridge (1966-1967). Profesor Visitante de Dermatología en Columbia University, New York, en el Jefferson Medical College de Filadelfia y en la Universidad de Londres. Fellow de la Royal Society of Medicine, del College of Physicians de Philadelphia. Actualmente preside la Fundación Colegios Virtuales, que trabaja en el problema de la "brecha digital" entre los marginados sociales. Condecoraciones: Orden Libertador, Francisco de Miranda, Andrés Bello, Cecilio Acosta, Diego de Lozada, Mérito al Trabajo, Sol de Carabobo. Comandante de la Orden del Imperio Británico (CBE), Chevalier de la Legión de Honor y Gran Oficial de la Orden al Mérito de Francia. Doctor Honorario del San Francisco College of Podiatry y de la Cranfield University de Inglaterra.

Elegido directamente Individuo de Número de la Academia Nacional de Medicina, se incorporó con su trabajo Autorradiografía en Dermatología, cuyo Juicio Crítico lo hizo el Dr. Blas Bruni Celli y la Bienvenida el Dr. Oscar Beaujon G. Director de la Gaceta Médica de Caracas, 1968-1974. En la Junta Directiva fue Tesorero de 1974 a 1976, en el Índice Global aparece con 37 publicaciones. Actualmente forma parte del Comité Ejecutivo de la Fundación TALVEN.

INDICE

PRÓLOGO

Rafael Muci-Mendoza

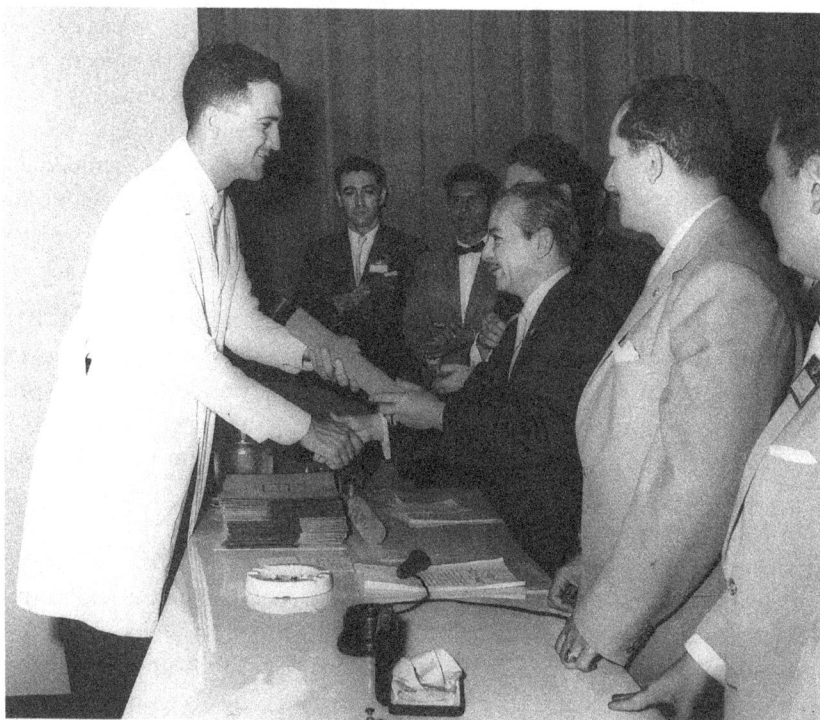

La foto corresponde al septuagésimo aniversario del Hospital Vargas de Caracas (julio de 1961) en que el autor del libro recibe de manos del Gobernador del Distrito Federal, Sr. Alejando Oropeza Castillo (oculto en la fotografía) uno de los premios otorgados en aquella ocasión (foto donada al Dr. Rafael Muci-Mendoza por los hijos del Dr. Blas Bruni-Celli)

En el ambiente desaforado de la medicina del último siglo y lo que va del presente, tomo como deber honroso y de deliciosa obligación, servir de heraldo al libro del académico y amigo, doctor Francisco Kerdel-Vegas, intitulado "Paradojas Médicas", empresa que acojo con una dosis de considerable gratitud.

Desde hace algunos años de mi primer contacto con las 97 "Paradojas" que forman el libro, ellas se constituyeron para mí, en muchos aspectos, en un "punto de partida", estimulante y entretenido, sobre diversos aspectos de la medicina sobre los cuales no había tenido tiempo ni lugar para reflexión. Así, el salto de un tema a otro, aunque con aparentes soluciones de continuidad, constituyen eslabones entrelazados que revelan una perplejidad curiosa sobre aspectos de la fibra íntima de la medicina. No dejan de haber "Paradojas" donde el autor exhibe cierta dosis de humor y picardía, lo que las hace más paladeables al lector quien siempre tendrá mucho para meditar, aprender y admirar.

Para bien de sus colegas, de los pacientes y del público general, Kerdel-Vegas se decide a publicar los jugosos frutos de sus lecturas y experiencias en un área poco trajinada de la medicina, donde se contraponen paradojas, conceptos a veces no reconciliables, otras veces aproximables, en fin, por méritos propios dignos de atenta reflexión. Uno de los propósitos principales que ofrece el autor parece cifrarse en convencernos de que todos los temas que se tratan en este libro no constituyen, después de todo, más que un solo tema. Representan múltiples y diferentes caminos que llevan a un centro común, y que, a mi parecer, corresponde a la moderna cultura filosófica médica el encontrar ese centro. Los problemas fundamentales de la medicina siempre han revestido un interés humano general y por tanto, deben ser conocidos por nosotros sus cultores y por el gran público.

Y en este volumen que presento, veis a un Kerdel-Vegas con la rebeldía que imprime su ímpetu todavía juvenil, embrazar la lanza y romper contra las paradojas presentes pero olvidadas en nuestro diario transitar de médicos, que rodea el nuestro campo de la medicina donde se perciben como en ningún otro lugar las injusticias y los errores que cargamos de nuestro pasado y presente científicos, pero también esas otras maravillas que deben ser contadas, analizadas y admiradas. Su libro es una forma de conocer y asumir las limitaciones de la medicina como estudio de la vida, con un mayor conocimiento de la realidad discerniendo entre lo que es controlable y lo que no lo es, permitiendo asumir las miserias humanas, al tiempo que percibimos lo hermoso de la vida y de la práctica de la medicina.

Estas 100 "Paradojas", donde está casi todo, lo claro compartiendo con lo oscuro, lo obvio con lo oculto, lo igual con lo diferente, son de tanta importancia práctica –considero-, que no dudo debería formar parte del pensum de estudios médicos no más cuando el estudiante, tempranero, inicie sus primeros contactos y escarceos con sus primeros pacientes y las enfermedades que los aquejan, pues son un *summum* de mesura y buenos consejos implícitos, un antídoto contra la omnipotencia que suele embrazar al médico moderno tan deslumbrado por la técnica, y que le ayudarán a hacer coincidir los platos en el fiel de la balanza, aunque no siempre sea posible.

Ahora es necesario hablar un poco del autor de este libro. Kerdel-Vegas es ante todo un médico, pero es mucho más que eso, es uno con esa distinción espiritual donde entra todo lo que un médico debe ser, para no ser un simple artesano de la medicina. A lo lejos en el pasado y más de cerca en el presente, he sido testigo de su carrera y puedo dar fe de su amor por el trabajo y a la lectura analítica, de su sagacidad y de su intensa preparación de médico universal que le ha llevado a un sitial de preferencia y respeto en la medicina nacional. Es un médico con cultura literaria y científica, con sabiduría de la vida, literato, humanista, dermatólogo y autor de numerosos trabajos científicos relacionados con la piel, y de un libro en conjunción con una eminente figura de la dermatología mundial, el doctor George Clinton Andrews, intitulado *"Enfermedades de la Piel"* del cual conservo los dos volúmenes de su cuarta edición en español, producto de su febril actividad científica. Es además un preocupado por el problema creciente de la fuga del talento venezolano y desde algún tiempo atrás, un empeñado en que no cunda el desarraigo inclemente entre quienes con credenciales sobrantes, han abandonado el país por razones muy diversas. Él los ha buscado, enfrentado y reconciliado de nuevo con sus querencias. Surge así, de su angustia por tan sensible tema, el Programa TALVEN (Talento Venezolano en el Exterior) de la Unesco.

Fue uno de esos embajadores de Venezuela, de lujo y altos vuelos que nos representara con gran solvencia en el Reino Unido, en Francia y ante la UNESCO, y un celoso cumplidor de sus deberes de enaltecer a la vez, el gentilicio venezolano y la ciencia nacional. Pero además, su mente azogada, inquieta y rica en ideas, le ha llevado con decisión y experticia a incursionar con éxito en el periodismo virtual. Rodeándose de un equipo muy enterado, ha llevado a *"Bitácora Médica"*, página *web/blog* de salud en español de su creación, a un sitial de necesidad, pues el médico que alguna vez visita sus páginas vuelve una y otra vez a saciar su ansia de saber y actualizarse, en tanto que lo pasa muy bien. Todavía más reciente, su fascinación por la moderna tecnología, del cual es un enterado, nos convenció de las bondades de obtener un artilugio de la técnica, el *Kindle* de Amazon o libro electrónico; suerte de portátil biblioteca ambulante, liviana y maravillosa para atesorar ciencia, literatura, arte, poesía, música, videos y *Wi-Fi*, y capaz de contener 1400 títulos en apenas 345 gramos de peso. Pero sí, es verdad… sigo echando de menos el olor a libro nuevo.

Y aquí termino para no demorar más la lectura del libro del doctor Kerdel-Vegas, un libro claro de acabada arquitectura científica que llena una laguna en nuestra literatura médica y que he devorado con fruición de aficionado.

INTRODUCCIÓN

Bajo el título de *"Grandes Paradojas de la Medicina Actual"* publiqué en los años 2004 y 2005 en la *Gaceta Médica de Caracas* una serie de artículos destinados a llamar la atención a los colegas médicos y estudiantes de medicina de lo que colectivamente llamé **"paradojas"** (*"Figura de pensamiento que consiste en emplear expresiones o frases que envuelven contradicción"*, RAE) agrupando allí temas diversos con evidentes discrepancias, contrasentidos y contradicciones, que fueron más tarde agrupados en un extenso capítulo del Volumen II de la Colección Razetti de la Academia Nacional de Medicina de Venezuela, gracias al interés de su entonces presidente doctor José Enrique López, incorporando dos comentarios muy interesantes de los académicos Augusto León y J.M. Avilán-Rovira. Como estoy convencido de la importancia de difundir este tipo de información entre el público en general, con esta nueva edición intentamos divulgarla más ampliamente, que así entenderá cabalmente los dilemas por los que se conduce la mente del médico cada vez que atiende a su paciente. Se ha corregido y actualizado el contenido y aprovechando los avances tecnológicos actuales se presenta ahora simultáneamente en forma impresa y digital.*

Aunque la mayor parte del libro se mantiene en su forma original he intentado incorporar las nuevas cifras estadísticas en especial las demográficas, permitiendo así al lector evaluar los cambios operados en los últimos años.

Cuando le solicité a varios amigos (sus nombres están mencionados en la sección de *Agradecimientos*) la lectura del mauscrito, algunos de ellos no solamente sugirieron corecciones ortográficas o de sintaxis sino que se tomaron el trabajo adicional de comentar el contenido e incluir sus propio comentarios. Como ese ha sido siempre el propósito del libro -despertar la curiosidad y creatividad de los lectores respecto a esas *paradojas* de la medicina- con su debida autorización y mi gratitud por su esfuerzo, estoy incluyendo esas glosas como una *Adenda* del libro.

En esta edición he incorporado entre-paréntesis la fecha de nacimiento y fallecimiento (éste último, si del caso se trate) lo que facilita al lector apercibirse de las relaciones en el tiempo de los diferentes personajes mencionados. A pie de página, utilizando la referencia del asterisco, encontrará el lector una breve nota de identificación cuando se refiera a personas.

CONSIDERACIONES PRELIMINARES

"Dar un alma a la medicina, una conciencia a la ciencia"
—Jean Bernard (1907-2006)

No creo que se pueda resumir mejor cuáles son los principales problemas de la medicina y de las ciencias en nuestra época, que con estas dos ideas escogidas para el epígrafe de este libro, del médico, académico y escritor francés contemporáneo, Jean Bernard (1907-2006), cuyo juicio se focaliza esencialmente en el terreno de la moral y la ética.

El origen de la medicina se pierde en la noche de los tiempos y se afirma, que a menudo, cuando tenemos problemas, ocurrimos al doctor, al sacerdote, o al abogado, puesto que sus funciones son necesitadas para entender el control de lo natural, de lo sobrenatural y las relaciones entre los miembros de la sociedad .

Existe una escuela de pensamiento que establece una relación directa entre las religiones monoteístas y la medicina, ya que la idea de un solo Dios, de acuerdo con la tradición Occidental, tiene un efecto determinístico sobre la biomedicina (término en boga para calificar a la medicina científica contemporánea), y de cierta manera legitima la idea de una sola verdad universal subyacente, o lo que es lo mismo, de un paradigma unitario (Paul Unschuld, 1943-).[1]

Sin embargo en años recientes hemos visto —gracias al descontento generalizado por ausencia de nuevos "milagros médicos" para curar enfermedades degenerativas de la tercera edad—, nuevas modas, que han venido a engrosar los movimientos heterodoxos bien establecidos como la homeopatía, la osteopatía, la podiatría y la quiropráctica, tales como el "holismo", el herbalismo, la acupuntura, la aromaterapia, y numerosos otros rubros englobados bajo el calificativo de "medicina alternativa".

La medicina en tanto que una disciplina que se conduce en forma simultánea como ciencia y arte está fuertemente atada a la moral y ética

---

[1] Historiador alemán de la medicina.

de su época. La moral es más flexible y varía con los tiempos; la ética se nutre de valores y principios básicos que son permanentes.

De los numerosos e importantes beneficios que la medicina aporta a nuestras diarias vidas no abrigo la menor duda; algo que adquirió más importancia en mi generación, pues es en la segunda mitad del siglo XX en que se descubren nuevos medicamentos y procedimientos quirúrgicos que permiten curar o controlar ciertas enfermedades y sobre las cuales, consecuentemente, las estadísticas prueban de modo fehaciente los logros de la medicina científica de nuestros días. No solo la gente vive más tiempo, sino que gozan de mejor salud, y ello es tan evidente, bien conocido y aceptado por la opinión pública, que los contribuyentes presionan y obligan a los políticos a multiplicar el gasto en salud, que ha pasado a convertirse en la más grande industria del mundo.

Para tener un indicador válido de lo que pasa en Venezuela en el sector salud, no tenemos sino que consultar la página del gasto en salud de la Organización Mundial de la Salud (correspondiente al año 2001), www.worldbank.org/data/wdi2001/pdfs/tab2_15.pdf y allí, en crudas cifras, podemos ver que formamos pareja con Haití, ya que somos los países de América Latina que tienen el menor gasto en salud de la región (empate técnico entre Venezuela y Haití en 4,2 % del total del GDP —producto doméstico bruto—, público y privado). Algo que cualquier gobierno sensato debería corregir de inmediato.

El mayor porcentaje de gasto en salud (siempre referido al GDP) lo tiene Estados Unidos con 13%, seguidos por Nicaragua (12,2%), Alemania (10,6%), Suiza (10,4%), Argentina (10,3%), Líbano (9,8%), Francia (9,6%), Israel (9,5%), Colombia (9,3%), Canadá (9,2%), y Cuba (9,1%). Éste es el grupo que invierte más del 9 % de su GDP en salud; como podemos observar de estos once países, seis son naciones desarrolladas y cinco subdesarrolladas; del segundo grupo cuatro son latinoamericanas, y de ellas se puede decir que, al menos en ese sector, hacen un loable y tal vez reciente esfuerzo por mejorar la salud de su población y así tratar de salir del círculo vicioso, higiene deficiente/ enfermedad/pobreza/hambre.

Le pedí a mi dilecto amigo y colega José Félix Oletta (profesor de medicina interna y ex Ministro de Sanidad y Asistencia Social) que actualizara esas cifras para la segunda edición de este libro y a continuación copio la información que me envió:

"La tendencia del gasto en salud en Venezuela es regresiva, de 6% del PIB en 2007, a 5,2% en 2011. Así mismo, el gasto en salud del sector público (como % del gasto total en salud) cayó de 44,5% en 2007 a 36,7% en 2011. Fuente: Base de datos de cuentas nacionales de salud de la Organización Mundial de la Salud (véase http://apps.who.int/nha/database)

Por lo tanto, el gasto privado en salud que las personas pagan de su bolsillo o mediante seguros privados, es mayor que los aportes del Gobierno; esto indica que el gasto en salud en Venezuela es cada vez más injusto y afecta de manera más importante a los grupos de población de condiciones socioeconómicas más bajas.

*¿En qué consiste el gasto en salud? La estructura del consumo de los hogares en salud según la Encuesta Nacional de Presupuesto Familiar del año 2009, está conformada fundamentalmente por los siguientes rubros: Medicinas 47,3%; Aparatos y Equipos terapéuticos 5%; Servicios Médicos y paramédicos 27,4% y Servicios Hospitalarios 20,2%. El peso de los rubros antes mencionados varía de acuerdo con la distribución de la población por niveles de ingreso. Si bien **los medicamentos constituyen el rubro de mayor peso en el consumo en salud de los hogares**, para el 25% de la población más pobre (1er cuartil) representa el 66,5% del consumo de salud, para el segundo cuartil constituye el 60,7% y para el tercer y cuarto cuartil el 57,7% y el 41% respectivamente. Fuente: BCV. Cifras preliminares IV Encuesta Nacional de Presupuestos Familiares (2009). Salvato S. Añez E. El financiamiento de la Salud. Integrar más que dividir. Encuentro de Organizaciones Sociales, UCAB, UCV. 2012."*

Como ha afirmado el distinguido y prolífico historiador de la medicina británico Roy Porter (1946-2002), *"Nunca la gente del occidente ha vivido tanto tiempo, o ha estado tan saludable, ni nunca antes han sido los logros médicos tan grandes. Pero, paradójicamente, en raras ocasiones ha despertado la medicina tan intensas dudas y desaprobación como hoy en día. Nadie puede negar los logros médicos de los últimos 50 años —la culminación de una larga tradición de la medicina científica— ha salvado más vidas que aquellas de cualquier era, desde el alborear de la medicina"* [4].

Esta transformación y sustancial inyección de fondos, ocurrida en pocos años, no ha dejado de tener algunos efectos negativos en el ejercicio de nuestra profesión, que hasta hace pocos años era una actividad que en el terreno de la economía se desenvolvía como una "industria casera" o primitiva, tal y como nos fue enseñada por nuestros maestros, tal y como la hemos practicado por décadas, y ello me ha motivado a repensar las contradicciones que por ésta, entre otras causas, a diario enfrentamos en esa singular relación de médico/paciente.

Escribimos estas reflexiones porque, como sugiere Roy Porter, somos hijos de Gutenberg (1395-1468)[2], y estamos atrapados en redes de palabras, y, porque, como afirma la Biblia, 'al comienzo fue la palabra', y después de todo somos producto de las religiones del libro y de su filosofía del poder de la palabra escrita.

Debo confesar de inicio que una síntesis, como la que deseo presentar al escrutinio de la clase médica, y del público en general está prejuiciada por mi "historicismo", si por tal entendemos mi creencia de que el estudio de la historia nos ayuda a entender el presente e incluso a predecir el futuro. Sin ese apoyo intelectual fundamental nuestra conducta sería como adentrarnos en el océano sin brújula y sin cartas marinas.

Es evidente que queremos compartir estas ideas con otros colegas y con su activa participación abrir un debate que nos permita evaluar con objetividad la situación actual.

Tratar de ignorar, soslayar, rehuir, sortear o posponer una toma de decisiones ante las comprometedoras realidades que nos impone ese impresionante desarrollo tecnológico y económico en la esfera de las ciencias de la salud, con sus ineludibles presiones e intervenciones directas en el ejercicio profesional médico, no sería otra cosa que imitar la estrategia del avestruz, tratando de enterrar la cabeza en el suelo, cuando se aproxima una crisis de magnitud.

Las ideas aquí expresadas han sido estudiadas, discutidas y difundidas por numerosos autores, médicos y legos por igual, por lo que debo aclarar que comparto sin ambages la apreciación del distinguido escritor médico norteamericano Sherwin B. Nuland (1930-2014), cuando afirma: *"Ningún autor escribe solo. Sea cual fuere su grado de soledad, la influencia silenciosa de palabras aparentemente olvidadas siempre está a su lado, al igual que los hombres y las mujeres que las pronunciaron; las lecturas y conversaciones de toda una vida convergen en sus páginas. Filtrados por la individualidad de la mente de un escritor, ecos distantes de sus experiencias se vuelven cada vez más insistentes hasta que se hacen conocer y encuentran forma en las puntas de sus dedos, aunque es posible que nunca se revelen con total nitidez en la conciencia plena"*[5].

El ejercicio diario de la medicina contemporánea presenta numerosas contradicciones o paradojas que son de difícil interpretación y aun de más compleja resolución y que vale la pena identificar, para concentrar en

---

[2] Johannes Gutenberg, inventor alemán de la imprenta con tipos movibles.

ellas la atención y el interés de los profesionales. De ninguna manera se trata de un listado exhaustivo, ni se previó una cierta jerarquía de importancia, de manera que no están enumeradas en orden de su significación o consecuencias previsibles. Pensamos que es importante que la profesión médica revise periódicamente esas paradojas —que evidentemente han de cambiar de tiempo en tiempo— con la evolución continua —y a veces explosiva— de las ciencias de la salud. De ello depende, en buena parte, el poder mantener en el ejercicio de la medicina, una alta solvencia moral, dada la bien ganada y multisecular reputación, basada en seriedad, consagración, honorabilidad e integridad. De allí se deriva directamente el alto nivel de confianza y credibilidad de que ha gozado el médico, indispensable, en cualquier sociedad, para poder practicar idóneamente nuestra profesión, situación esta de privilegio que nos ha otorgado la sociedad, que no debe ser vulnerada, ni disminuida, pues es el fundamento de una relación transparente y justa; individual entre el paciente y el médico tratante, por una parte, y colectiva, entre el gremio médico y la sociedad, por la otra.

Estos dos conceptos de confianza y credibilidad son fundamentales en la praxis médica, por ello insistiremos reiteradamente en su importancia y nos apoyaremos en la opinión de autores reputados para así afianzarlo en la mente de nuestros lectores.

Como podrá observarse estas paradojas, escogidas al azar y de ningún modo un inventario completo, son de carácter filosófico, ético, moral, ontológico, deontológico, semiológico, semántico, económico, administrativo, procedimental, cultural y de otras índoles, pero tienen en común un interés de carácter práctico para el médico que ejerce su profesión.

Muchas de estas paradojas están íntimamente relacionadas entre sí, dada la naturaleza del problema abordado y eventualmente podrían agruparse.

La historia de la medicina

La medicina es tan antigua como la aparición del hombre en nuestro planeta y se estima que el *Homo sapiens*, como tal, surgió de la evolución de primates superiores hace unos 100.000 a 120.000 años, de los cuales tenemos constancia escrita (historia) tan solo unos 2.500 años, que son los que realmente cuentan en su evolución documentada. Es pues pertinente que nos hagamos preguntas como la que sigue, para tratar de determinar la influencia de la medicina en el devenir de nuestra especie durante ese considerable lapso en que disponemos de información confiable.

Aportes de los médicos

¿Cuáles son las contribuciones más significativas hechas por los médicos en beneficio de la humanidad?

Para contestar esta pregunta necesitamos referirnos a una evaluación un tanto subjetiva, de la influencia a través de la historia —que afecta a mayor número de personas, durante mayor tiempo—, de las acciones significativas (no siempre positivas), los trabajos, descubrimientos e innovaciones de los hombres que las llevaron a cabo, intentada por el astrofísico y escritor estadounidense Michael H. Hart (1932-) en 1978, en la cual incluye, en un orden jerárquico, según su relativa importancia, del 1 al 100, los siguientes médicos: Sigmund Freud (1856-1939; posición 32 en la primera edición del libro, y degradado luego a la posición 69 en la segunda edición de año 1992), Alexander Fleming (1881-1955; posición 45), John Locke (1632-1704; posición 48), William Harvey (1578-1657; posición 55), Joseph Lister (1827-1912; posición 60), y Edward Jenner (1749-1823: posición 72). O sea, tan solo un 6 % del total son médicos, y para ser más precisos, tal vez tan solo un 5%, si excluimos a Locke, que aunque ejerció la medicina a lo largo de su vida, ganó la inmortalidad de este listado con sus contribuciones a la filosofía. Para ser equitativos, las contribuciones a las ciencias médicas de científicos no-médicos fueron tan o más importantes que las de los médicos, y entre ellas no podemos dejar de señalar las de Louis Pasteur (1822-1895; posición 12 entre los 100), Charles Darwin (1809-1882; posición 17), Wilhelm Conrad Röntgen (1845-1923; posición 73), y Gregory Pincus (1903-1967; posición 81).

Como quiera que analicemos este listado encontramos que las contribuciones de estos grandes hombres han dado su forma y contenido al mundo en que vivimos de un modo sustancial. De los seis médicos, cinco fueron británicos y uno austríaco. De los científicos no-médicos uno fue francés, uno inglés, uno alemán y otro estadounidense.

Como siempre sucede, esta escogencia primero, seguida de una aún más difícil jerarquización, es un ejercicio intelectual de gran interés e importancia, pero altamente subjetivo. Como dice el proverbio popular, "no son todos los que están, ni están todos los que son", y sin duda uno de los grandes ausentes es Hipócrates.

Así lo reconoció el autor en una segunda edición de su libro, aparecida en 1992, esta vez publicado por una editorial de prestigio con capacidad de difusión y mercadeo universal (Simon & Schuster de Nueva York), cuando en un simple listado de las siguientes cien personas (hasta llegar a 200) y en orden alfabético (sin las micro- biografías que sólo se narran acerca de los primeros cien personajes) incluye a otros tres médicos: Galeno (130-210), Hipócrates (460 a.C.- 370 a.C.) e Ivan Pavlov (1849-1936).

Existen grandes benefactores al bienestar y goce de la salud de los seres humanos, que permanecen desconocidos, algunos de ellos completamente anónimos y bien poco recordados. He aquí un ejemplo, ¿quién recuerda al inventor de las gafas o anteojos? Sabemos, como lo destaca el profesor David Landes (1924-2013) en su libro, "La Riqueza y la Pobreza de las Naciones" que esa invención tuvo lugar en la ciudad italiana de Pisa, alrededor del año 1306, y el gran descubrimiento de este inventor (posiblemente un simple artesano, cuyo nombre exacto desconocemos) consistió en fijar lentes de vidrio pulido (cuyas propiedades correctivas a la visión eran conocidos con anterioridad ... se dice que Nerón utilizaba un monóculo para leer, tallado en una esmeralda), a una armadura de metal apoyada en la nariz y las orejas. Con ese simple invento este benefactor de la humanidad duplicó la vida útil de trabajo visual necesario, a millones de operarios, y le permitió seguir leyendo, a quienes lo hacían, por el resto de sus vidas.

La paternidad de los descubrimientos

Es también pertinente recordar aquí, que muchas veces el crédito de un determinado descubrimiento lo capitaliza una sola persona, cuando en verdad, con toda justicia, pertenece a más de una.

Un caso bien documentado, de paternidad compartida de un descubrimiento, es el de la anestesia por dos dentistas de Nueva Inglaterra (Estados Unidos), William Thomas Green Morton (1819-1868) y Horace Wells (1815-1848) quienes utilizando las propiedades ya conocidas del éter sulfúrico, "ponían a dormir" a sus pacientes para extraerles los dientes y muelas sin dolor. Sin embargo la fecha oficial del descubrimiento fue el día 16 de octubre de 1846, en que Morton anestesió con todo éxito al joven Gilbert Abbott de 20 años de edad, para ser operado de un tumor en la mandíbula, en el gran anfiteatro del Massachussets General Hospital de Boston (desde entonces conocido como *"Ether Dome"*) por el cirujano John Collins Warren (1778-1856), fundador del famoso hospital en 1811.

La pequeña historia es bastante más compleja, ya que el químico y geólogo Charles Thomas Jackson (1805-1880) declaró que había sugerido el éter a Morton, y exigió parte de la patente, y años más tarde Crawford Williamson Long (1815-1878) anunció que había venido usando anestesia con éter desde marzo de 1842.

Dos meses más tarde de la famosa primera anestesia general en Boston, el cirujano inglés Robert Liston (1794-1847) amputaba una pierna en el *University College Hospital* de Londres, a un paciente anestesiado con éter.

El final de esta saga es bastante trágico ya que Wells se suicidó en prisión y Morton murió 20 años más tarde arruinado y amargado.

Nuevamente acerca de esa paternidad múltiple (es de notar que el éxito produce esa paternidad plural y el fracaso, singular orfandad), siempre se recuerda el caso de la penicilina, un descubrimiento inicial de Alexander Fleming (1881-1955)[3] en 1929, que pasó desapercibido durante muchos años y fue puesto al servicio de la humanidad por el trabajo dedicado en la Universidad de Oxford de Howard Florey (1898-1968)[4] y Ernst Boris Chain (1906-1979)[5] en 1941, quienes compartieron, con entera justicia, el premio Nobel de Fisiología y Medicina del año 1945. Sin embargo la opinión pública generalmente asocia el descubrimiento de la penicilina tan solo al nombre de Fleming.

Otro tanto ocurrió con el descubrimiento de la estructura en doble hélice del ácido desoxirribonucleico (ADN) por James D. Watson (estadounidense, 1928-) y Francis Crick (inglés, 1916-2004) en la Universidad de Cambridge, por una parte, y Maurice Wilkins (de origen neozelandés, 1916-2004) en el *King's College* de la Universidad de Londres, por la otra, reconocido así por el jurado del premio Nobel (1962), cuando —como en el caso de la penicilina— lo dividió en tres partes iguales y con ello el crédito correspondiente, de uno de los más importantes descubrimientos

---

3 Médico microbiólogo británico —escocés– en el St. Mary's Hospital de Londres.

4 Médico patólogo de origen australiano.

5 Químico de origen alemán.

científicos de todos los tiempos. Faltaba allí una investigadora notablemente ausente, Rosalind Franklin (inglesa, 1920-1958, también del *King's College*, Londres,) pues ya había fallecido cuatro años antes a la singular distinción.

Sin embargo, se puede afirmar, que en general, tal justa repartición de los méritos correspondientes, no filtra a partir de ciertos niveles, y es desconocida por el público en general. Ya lo dijo elocuentemente sir William Osler (1849-1919) cuando afirmó: "En las ciencias, el crédito va al hombre que convence al mundo, no al hombre a quien se le ocurrió inicialmente la idea".

Significación de la medicina

Para dar una idea de lo que representa la medicina en nuestra generación, recojo la opinión autorizada del historiador británico contemporáneo, Arnold Toynbee (1889-1975) cuando afirma:

"El siglo XX será recordado principalmente, no como una época de conflictos políticos e invenciones técnicas, sino como la época en que la sociedad humana se atrevió a pensar que la salud de la totalidad de la raza humana era un objetivo práctico"[11].

El derecho de la salud

Este es un concepto que se refleja en la constitución —ley fundamental de Venezuela— pero de una manera ausente de todo realismo. Se refiere continuamente –mala costumbre por cierto de carácter universal- al **"derecho a la salud"**, cuando lo que se quiere realmente significar es **"derecho a los servicios de salud o servicios médicos"**.

Críticas a la medicina

Por motivos de espacio, las "paradojas" que hemos identificado son tan solo un escueto listado que enuncia la naturaleza del problema, con muy breves comentarios, sin poder analizarlas en profundidad, ya que el propósito de este escrito es tan sólo llamar la atención de los médicos y público en general sobre la magnitud de los problemas que acosan el futuro desenvolvimiento de nuestra profesión. Muchas de las estadísticas utilizadas en este trabajo provienen de Estados Unidos, no solo porque son confiables, o porque el inglés se ha convertido en la *lingua franca* universal, sino porque son continuamente comparadas y analizadas en múltiples trabajos publicados y comentados, lo que facilita una interpretación objetiva y equilibrada.

Una rápida hojeada de los libros hipercríticos escritos recientemente por médicos y por legos nos da a entender que se trata de un asunto de gran importancia —prioritaria para la sociedad contemporánea—, y revelaría sagacidad y sabiduría por parte de la profesión médica dedicarle tiempo y estudio en profundidad a unos temas, que han dejado de ser de su exclusiva competencia e interés para convertirse en motivo principal de un debate universal sobre ese sector en materia de políticas públicas.

Pienso que la actitud más inteligente y constructiva de la profesión médica, a través de sus más calificadas instituciones, sería la de prestar seria atención a las severas (y muchas veces injustificadas) críticas que se han hecho recientemente a la medicina contemporánea. Como el objetivo de este escrito no es desmentir a quienes han presentado una imagen negativa de la medicina, me limito a presentar un listado de aquellas publicaciones que considero más difundidas e influyentes, las cuales se pueden consultar en el anexo, al final.

El biólogo sir Peter Medawar (1915-1987), Premio Nobel de Fisiología o Medicina (1960), escribió refiriéndose a libros que calificó como "desafectos" y "quejumbrosos" como los de Iván Illich (1926- 2002)[6] y Thomas McKeown (1911-1988)[7], lo que considero es un argumento fundamental y muy humano en esta diatriba, diciendo:

"Disfrutando de la calificación de ser biólogo y habiendo sufrido dos muy graves enfermedades estoy en una posición más fuerte que ellos para dar énfasis a la importancia que el ser humano tiene por una muy fuerte y marcada preferencia de estar vivo, como opuesta al estar muerto. Mientras tal preferencia siga siendo un elemento importante de la psique humana, el tratamiento médico, aun cuando por necesidad, extenuante y heroico en carácter, permanecerá en demanda".

---

[6] De origen austríaco, polémico erudito, teólogo y filósofo, pensador político y social radical.

[7] Médico británico, filósofo social de la medicina.

Otros comentaristas de la actualidad médica tratan de ser más equilibrados y justos en sus apreciaciones, como el escritor francés Hervé Hamon (1946-), quien en su libro *"Nos Médecins"*, declara paladinamente que se ha interesado en los médicos porque están en crisis —crisis de identidad, crisis económica, crisis ética, crisis epistemológica—, y que su crisis (la de los médicos) es fatalmente nuestra crisis (la de todos los seres humanos, obviamente).

¿Quién puede estar en desacuerdo? Y acaso, ¿no es justo que los mismos médicos participemos en el debate, dejando conocer nuestros argumentos y puntos de vista?

No ha faltado en esta pluralidad de contribuciones críticas a la medicina, un rasgo indispensable del genio humano ... el humor, desplegado magistralmente por un miembro del gremio, el doctor Richard Gordon (1921-), en su libro *"The Alarming History of Medicine"* (autor de una cuarentena de novelas relacionadas con temas médicos).

Las paradojas iniciales

Hace casi tres siglos, el religioso y filósofo español del siglo XVIII, Benito Jerónimo Feijoo (1676-1764) en su obra *"Teatro crítico universal, Tomo octavo, Discurso X"*, escogió ese mismo tema de las *"Paradojas médicas"*, expresando que había propuesto en sus libros varias máximas médicas, que "por ser contra la común opinión, se puede dar el nombre de Paradojas". Cita en su trabajo el Padre Feijoo, un escrito semejante del médico húngaro contemporáneo suyo, Miguel Luis Synapio, quien aparentemente se interesó por refutar a Hipócrates, y en cuanto a las paradojas de Feijoo no tienen ningún parecido o semejanza con las que constituyen este escrito, y son críticas —la mayor parte de las veces, justificadas— contra las prácticas médicas de su época. Hay sin embargo una conclusión muy válida cuando afirma: *"Mi intento (para el cual basta que yo haya acertado en algunas cosas) es introducir en los médicos gregarios una prudente y moderada desconfianza de los dogmas recibidos, porque no pierdan jamás de vista los documentos de la primera Maestra de la Medicina, que es la experiencia."* Y también nos amonesta con otro sabio consejo: *"Pero a la advertencia que hago, de que jamás se pierda de vista el magisterio de la experiencia, es menester añadir otra, para que aquella sea útil. Los experimentos de nada sirven, no añadiéndoles una sagacísima reflexión; antes llevan adelante, y propagan los errores concebidos."* (www.filosofia.as/ feijoo.htm).

Momentos definitivos de la medicina contemporánea

La medicina del último medio siglo tiene —como bien califica el médico británico, columnista del diario londinense *"Daily Telegraph"*, James Le Fanu (1950-), sus "momentos definitivos", 36 de ellos, de los cuales 11 (señalados con negritas) son fundamentales, representando un buen punto de partida para nuestros comentarios, y que según el listado cronológico que nos presenta, son los siguientes:

1935   Sulfonamidas

1941   **Penicilina**

Frotis 'Papanicolaou' para el diagnóstico del cáncer del cuello uterino

1944   Diálisis renal

1946   Anestesia general con curare

1948   Implante de lente intraocular para las cataratas

1949   **Cortisona**

1950   Identificación del cigarrillo como causa del cáncer del pulmón

Cura de la tuberculosis con estreptomicina y ácido para-amino-salicílico

1952   Epidemia de poliomielitis en Copenhagen (ventilador de presión positiva) y nacimiento del cuidado intensivo
        Clorpromazina (en el tratamiento de la esquizofrenia)

1954   Microscopio para operaciones de Zeiss

1955   Cirugía de corazón abierto
        Vacuna del polio

1956   Resucitación cardiopulmonar

1957   Factor VIII para la hemofilia

1959   El endoscopio Hopkins

1960   La píldora anticonceptiva

| 1961 | La Levodopa para la enfermedad de Parkinson |
| | Reemplazo de la cadera de Charnley[8] |

| 1963 | **Trasplante de riñón** |

| 1964 | **Prevención de accidentes cerebrovasculares** |

Injerto de puente coronario

| 1967 | Primer trasplante cardíaco |

| 1969 | Diagnóstico prenatal del síndrome de Down |

| 1970 | Cuidado intensivo neonatal |
| | Terapia cognitiva |

| 1971 | **Cura de cáncer infantil** |

| 1973 | Escáner (Tomografía axial computarizada) |

| 1978 | **Primer bebé de probeta** |

| 1979 | Angioplastia coronaria |

| 1984 | **Helicobacter como causa de la úlcera péptica** |

| 1987 | Trombólisis para los ataques cardíacos |

| 1996 | Terapia triple para el SIDA |

| 1998 | Viagra para el tratamiento de la impotencia |

Es imposible estar en desacuerdo con Le Fanu en esa evaluación de los progresos de la medicina entre los años de 1935 y 1998, y gracias a esas innovaciones y descubrimientos la medicina contemporánea ganó el prestigio de que goza y debe tratar de mantener e incrementar. Si alguna adición fuese necesaria a ese listado no vacilaría en inccuir al descubrimiento de la insulina para el control de la diabetes llevada a cabo por los investigadores canadienses Frederick Grant Banting (1891-1941) Charles Best (1899-1978), James Bertrand Collip (1892-1965)[9] y J.J. R. Macleod (1876-1935) de la Universidad de Toronto en el año 1922, verdadero heraldo de esa serie de descubrimientos que han cambiado por completo nuestra visión del mundo.

---

[8] sir John Charnley (1911-1982), trumatólogo y ortopedista inglés, pionero del reemplazo de cadera.

[9] Descubrió también el ACTH.

También Le Fanu nos ofrece su visión de las cuatro grandes dilemas de la medicina moderna, a saber:

Dilema 1: Los doctores desilusionados

Lo que en su momento fueron áreas de suspenso y emoción (por ejemplo al introducir la bomba que reemplaza la acción cardíaca durante las intervenciones en dicho órgano) pasan más tarde a ser meras rutinas, que ya no despiertan el mismo interés. Además los médicos jóvenes, debido a que la admisión a las escuelas de medicina ha pasado a ser tan altamente competitiva, son mucho más brillantes que antes, y como tales menos tolerantes de la rutina de la práctica médica ordinaria.

Dilema 2: Los preocupados sanos

Ese tipo de público ha ido en aumento y de acuerdo con Le Fanu, la llamada *Teoría Social* en boga, los hace aún más neuróticos. La presión de esta gente sana por consultar a sus médicos incide también en la creciente popularidad de la medicina alternativa.

Lo que era antes percibido como ejercicio de curanderos y brujos se ha convertido en una actividad "respetable" por parte de quienes practican homeopatía, naturopatía, acupuntura, etc., cuyos servicios son requeridos por un tercio de la población adulta.

Dilema 4: Los costos de la salud creciendo en espiral

Mientras más haga la medicina, mayor será la demanda y consecuentemente, mayor el costo.

El modelo de crecimiento va en dirección de tratar de mejorar las enfermedades crónicas y degenerativas que afectan a los viejos. Los fondos dedicados a este propósito, que son parte importante de la inversión en salud, se doblaron en Estados Unidos en una década, pasando de 391 millardos a 668 millardos de dólares, sin que pueda invocarse una mejora importante que justifique la escalada de tal aumento.

Interpretación del autor

En lo personal, con 62 años de graduado de médico a cuestas y con esa íntima relación con la profesión médica que da una familia de médicos alrededor, ¿qué mejor servicio podría dar a esa vocación y pasión, que tanto he sentido, que la de expresar sin inhibiciones las ansiedades que siento por el futuro de ese noble oficio, manifestando inquietudes propias y ajenas, con el propósito de corregir posibles desviaciones y abrir un debate sobre las soluciones a los diversos problemas que enfrentamos?

Para darle a este trabajo un sentido verdaderamente humano, me ha parecido necesario incluir algunas "anécdotas médicas", que he incorporado en los sitios donde mejor se relacionan con las "paradojas" enunciadas, y tienen algunas veces el valor adicional de dar un contenido humorístico, componente indispensable y altamente saludable del comportamiento de los individuos de nuestra especie.

Unidad histórica de la medicina

La mejor prueba de la unidad histórica de la profesión médica la representa el llamado *juramento hipocrático* que establece una continuidad en la conducta ética de los médicos de más de 2.500 años. Es recomendable para los galenos releerlo de vez en cuando. He aquí su texto:

Juramento hipocrático

Juro por Apolo médico, por Esculapio, Higia y Panacea y pongo por testigo a todos los Dioses y a todas las Diosas, cumplir según mis posibilidades y entendimiento el siguiente juramento:

"Estimaré como a mis padres a aquél que me enseñó este arte, haré vida común con él, y si es necesario partiré con él mis bienes.

Consideraré a sus hijos como hermanos míos y les enseñaré este arte sin retribución ni promesa escrita, si necesitaren aprenderlo.

Comunicaré los principios, lecciones y todo lo demás de la enseñanza a mis hijos, a los del Maestro que me ha instruido, a los discípulos regularmente inscriptos y jurados según los reglamentos, pero a nadie más.

Aplicaré los regímenes en bien de los enfermos, según mi saber y entender y nunca para mal de nadie.

No daré a nadie por complacencia un remedio mortal o un consejo que lo induzca a su pérdida.

Tampoco daré a una mujer un pesario que pueda dañar la vida de un feto.

Conservaré puros mi vida y mi arte.

No extraeré cálculo manifiesto, dejaré esta operación a quienes saben practicar la cirugía.

En cualquier casa en que penetre lo haré para el bien de los enfermos, evitando todo daño voluntario y toda corrupción, absteniéndome del placer del amor con las mujeres y los hombres, los libres y los esclavos.

Todo lo que viere u oyere en el ejercicio de la profesión y en el comercio de la vida común y que no deba divulgarse, lo conservaré como secreto.

Si cumplo íntegramente este juramento, que pueda gozar dichosamente de mi vida y mi arte y disfrutar perenne gloria entre los hombres.

"Si lo quebranto que me suceda lo contrario",

—Hipócrates 400 a.C.

Significación del humor

Para comprender cabalmente la importancia de las paradojas, y entrar en materia, quiero recurrir a la significación del humor, pues como bien afirma el escritor alemán Dietrich Schwanitz (1940-2004), "*...el humor* *es parte de la democracia, pues la misma democracia descansa en una paradoja, "**we agree to disagree**" (nos ponemos de acuerdo para no estar de acuerdo), y la armonía de la comunidad se basa en la discusión permanente. Los fanáticos y los ideólogos sienten pánico ante las paradojas; el humor en cambio, es la capacidad de soportar las contradicciones insolubles sin perder los nervios. En tanto que dique levantado contra los doctrinarios, el humor es la actitud democrática "par excellence" (por antonomasia)."*

Por compartir plenamente este criterio he tratado de incorporar un elemento de humor a este ensayo, cada vez que lo he pensado posible, permisible y lícito.

La dignidad humana

Es sin la menor duda el factor clave para entender cabalmente las relaciones médico/paciente.

Para comprender la verdadera significación de este aserto voy a recurrir a una anécdota personal, que sucedió cuando en mi carácter de Delegado Permanente/Embajador de Venezuela ante la UNESCO en París, trataba de promover la candidatura de Mohammad Yunus (1940-), creador del banco de los pobres, para el Premio Simón Bolívar (lo que eventualmente se logró con éxito). Un buen día se presentó en mi despacho una señora de Bangladesh, vestida con su elegante y tradicional sari, quien mantenía una pequeña oficina en la sede de la UNESCO, y quien estaba igualmente interesada en la candidatura del profesor Yunus. La conversación giró acerca de la profunda significación del "banco de los pobres" para su país y especialmente para sus mujeres, y me narró una experiencia conmovedora. Se trataba de una pobre mujer analfabeta, sin marido y con hijos, que oyendo hablar en la pequeña aldea donde vivía, de los créditos sin prenda del nuevo banco, decidió enterarse por sí misma si podía solicitar dinero prestado para instalar un mini-negocio de venta de artículos para mujer (perfumes, joyas de fantasía, telas, etc.) en el mercado local, y pensaba que le bastaría la suma de menos de un dólar estadounidense (su equivalente en rupias) para iniciarlo. Los funcionarios del banco le explicaron que no era posible hacer un préstamo tan pequeño, pero que la idea les parecía apropiada y podían prestarle el mínimo que acostumbraba la institución. La señora se quedó meditando y luego rechazó la oferta, alegando que no estaba segura si podía repagar esa suma, y se marchó. Posteriormente volvió insistiendo en la modestísima cantidad que tenía en mente y siempre se le dio la misma contestación. Por fin un buen día aceptó el préstamo y montó su negocio. La idea era original por cuanto las mujeres en un país musulmán no acostumbraban llevar negocios en el mercado. Sin embargo muy pronto los hombres que visitaban el mercado se apercibieron que la guía y consejos de una mujer eran convenientes para quien iba a buscar un regalo para la esposa, la hija, la madre o la novia, y de esta manera privilegiaban el negocio de la señora, que vio prosperar rápidamente su actividad comercial y al poco tiempo disponía de otros similares en los mercados de las aldeas de la región. La noticia llegó a la capital y vinieron periodistas a entrevistar a esta exitosa dama. La señora les explicó que ella tenía un origen muy humilde, de hecho hasta establecer ese negocio, era una pordiosera, una mendiga, que vivía junto a sus menores hijos de las limosnas que solicitaba a diario. Cuando la interrogaron acerca de su actual éxito económico, contestó sin vacilar, que lo importante para ella no era el dinero, sino que había recobrado su **dignidad** como ser humano. Muchos pensaban que siendo indigente, esta mujer y quienes comparten esa extrema pobreza, no saben lo que es la dignidad, sin embargo, es el sentimiento más arraigado y enaltecedor de la raza humana, y perderla tiene un inmenso significado moral, como pone en evidencia esta anécdota.

Es interesante señalar aquí que un crítico de la medicina actual, altamente calificado, como el doctor Richard Horton (1961-), editor de la famosa revista médica semanal británica, *The Lancet*, en su reciente libro *"Guerras Médicas"*, no vacila en afirmar que la salud personal y la salud pública no son problemas de "estilo de vida" sino materias de profunda preocupación existencial y geopolítica. *"Reflexionando sobre sus implicaciones en nuestra cultura, él ve la medicina como una disciplina fracturada y rápidamente cambiante, bajo presiones sociales, políticas, financieras y científicas sin precedente. Pero insiste que debe ser guiada por encima de todo por un ideal: la dignidad del individuo de cara a la enfermedad. Su argumento para la restauración de la dignidad es la culminación de un llamado apasionado a los médicos para ayudar a estructurar debates esenciales que abarquen desde materias de salud y curación hasta las más urgentes demandas de desarrollo humano y justicia social"*.

LAS GRANDES PARADOJAS
DE LA MEDICINA ACTUAL

La medicina científica
vs
el arte de la medicina

Desde los tiempos antiguos del padre de la medicina, Hipócrates de Cos (460-377 a.C.), se tiene por bien sabido que la medicina es una profesión (eufemismo gratificante y elaborado —por su componente teórico—, de lo que es un "oficio"), mezcla indisoluble y compleja de ciencia y arte. La tendencia contemporánea de reducir la medicina a una práctica interpretativa de las más sofisticadas tecnologías y a los médicos en meros "tecnólogos", limitando y hasta tratando de eliminar su profundo sentido "humanístico", ha creado un conflicto de incalculables proporciones, cuyas consecuencias negativas se observan ya en la crisis de la disminución en la autoestima y gratificación de los médicos recién graduados y del aprecio de la colectividad por nuestra profesión.

La tentación hacia una preponderancia científica desestabilizadora es muy grande y se habla, con cierta justificación, del Santo Grial de la medicina, que está orientando su acción hacia la prevención de enfermedades crónicas, más frecuentes en la edad provecta, como son el cáncer, el infarto del miocardio, los accidentes cerebro-vasculares, la enfermedad de Alzheimer, la esquizofrenia, la diabetes y muchas otras, a través de la intervención a nivel genético o aún a nivel proteínico.

Era del Genoma y Era Proteómica

En los inicios de este nuevo siglo, la **Era del Genoma** está dejando paso a la llamada **Era Proteómica**, cuyos abanderados prometen resultados dramáticos a corto y mediano plazo. Según proclaman, *"la gente acudirá a los médicos con sus historias médicas digitalizadas incorporadas en tarjetas plásticas, semejantes a las tarjetas de crédito actuales, una especie de matrimonio entre medicina y salud pública; cada tarjeta contendrá la totalidad de su código genético y la medi-*

cina cambiará hacia una verdadera medicina de familia, basada en los genes de cada grupo familiar" (Allen D. Roses)[10].

El estudio de la medicina

Los estudiantes de medicina de hoy en día no pueden limitarse a estudiar —como en mis días de estudiante—, anatomía, fisiología, embriología, bioquímica, farmacología y anatomía patológica, sino que deben adentrarse en los secretos de la biología de las células, y de las moléculas dentro y fuera de ellas, lo mismo que la membrana que las rodea, las fuerzas de energía que las afectan y los misterios relacionados. *"El futuro de la investigación médica básica está en las manos de geneticistas e inmunólogos y quizás hasta de psicobiólogos. Hay matemáticos, físicos, químicos e ingenieros, quienes jamás han puesto un pie en un laboratorio médico, y que sin embargo están investigando problemas que nos conducirán a grandes avances en el arte de curar en el próximo siglo".*

La futurología es una disciplina harto peligrosa y un ejercicio intelectual incierto, pero esas predicciones se ajustan a lo estrictamente previsible.

Críticas a la medicina

Sin embargo, para el economista, escritor y pensador francés Jacques Attali (1943-), *"Pronto el hombre no será ya una preciosa máquina, productora de capital, y, por tanto, que curar, sino una mercancía que consumir y, por tanto, de producir"* ... *"La crisis de la medicina ilumina justamente, en la bruma del presente, un futuro en el que curar desaparece tras vender, donde la vida y la muerte, lo patológico y lo normal, lo natural y lo artificial se hacen indiscernibles"*

Para críticos, dentro de la propia profesión médica, como es el caso del Dr. Robert S. Mendelsohn (1926-1988)[11], quien se confesó como 'médico herético', *"la medicina moderna se aproxima más a una religión que al concepto tradicional de mezcla de ciencia y arte, ya que maneja asuntos complejos y misteriosos tales como nacimiento, muerte y todos los trucos que nuestros cuerpos nos juegan —y nosotros a ellos— entre ambos".*

Maurice Pappworth (1910-1994), en su libro *"Human Guinea Pigs"* (Cobayos Humanos) cita la opinión de sir William Heneage Ogilvie

---

[10] Neurólogo estadounidense de la Duke University.

[11] Pediatra estadounidense.

(1887-1971)[12]: "*La ciencia de la medicina experimental es algo nuevo y siniestro, por cuanto es capaz de destruir en nuestras mentes la vieja fe de que nosotros, los médicos, somos los sirvientes de los pacientes a que nos hemos dedicado a cuidar y la completa confianza de que ellos pueden poner sus vidas y las vidas de sus seres queridos a nuestro cuidado*".

Cuando las críticas a la praxis médica del momento, específicamente a la experimentación en humanos, provienen, como en este caso, de un colega, es tal vez la regla más bien que la excepción, que el gremio médico reaccione y se sienta molesto por que sea uno de los suyos quien "lance la primera piedra", y de hecho fue lo que sucedió con Pappworth, quien pagó un elevado precio por su "osadía", sufriendo un verdadero ostracismo y otras represalias por parte de la profesión médica.

Para un observador tan perspicaz como sir Peter Medawar, cuando la gente habla del "arte y ciencia" de la medicina, generalmente confunden los conceptos presumiendo que "el arte" es aquella parte de tratar de atraer la simpatía del paciente y conversar con él, y "ciencia" a la difícil parte de interpretar correctamente las sofisticadas pruebas a que se le somete para llegar a un diagnóstico. Según Medawar, el caso es completamente a la inversa, pues la verdadera "ciencia" de la medicina es la comprensión en su integridad de la naturaleza del problema médico a la que se llega hablando extensamente con el enfermo y mediante un examen físico que permita encontrar los signos relevantes de la dolencia. De este estilo ortodoxo del ejercicio médico es posible inferir lo que ocurre en el 90 % de los casos. Por contraste, muchas de las tecnologías más modernas, que son las que pasan por "ciencia", son con frecuencia equívocas en su interpretación. La lógica del argumento de Medawar es llevada a la paradoja de que mientras el médico indica más pruebas de laboratorio, la medicina que practica se hace menos "científica".

Parte, tal vez la más importante, de las críticas que recibe la medicina, son comunes y derivan de las mismas raíces que las que impactan a la ciencia de hoy en día, y que pueden resumirse en las palabras de Lewis Wolpert (1929-)[13] y Alison Richards[14], "*las actitudes presentes hacia la ciencia parecen indicar ambivalencia y polarización. Mientras que existe mucho interés y admi-*

---

[12] Cirujano del hospital Guy's de Londres.

[13] Biólogo surafricano que trabaja en el University College de Londres.

[14] Periodista científica británica.

ración por la ciencia, hay también un miedo profundamente arraigado y hostilidad. La ciencia es percibida como materialista y deshumanizada, arrogante y peligrosa. Quienes la practican son una banda de técnicos fríos y sin sentimientos con poder sin responsabilidad. El reduccionismo es sospechado e incómodo, saboteador de todo el misterio y maravilla de la vida. Las amenazas de guerra nuclear y la manipulación genética del embrión son grandes."

Los médicos no podemos darnos el lujo de ignorar ese tipo de percepción y esas críticas, por más injustificadas o exageradas que puedan parecemos, y al evaluarlas con objetividad y calma, tratar de corregir aquellas conductas desviadas cuando tengan alguna base o fundamento.

Explosión demográfica
vs
calidad de vida

A pesar de que es un tema que produce todavía una amplia controversia, la población del planeta Tierra con sus siete millardos de personas habitándolo —geográficamente, podríamos añadir, de manera un tanto caprichosa y heterogénea—, parece haber llegado a un nivel próximo a la saturación, al menos si queremos respetar y conservar sus principales sistemas ecológicos.

Le tomó a nuestra especie, desde que apareció en este planeta hasta el año de 1830, alcanzar—a nivel mundial— la población de un millardo (mil millones de personas). Un siglo más tarde, en 1930, el número de habitantes se había duplicado (dos millardos); en 1960, tres millardos; en 1975, cuatro millardos; en 1986, cinco millardos; y en 1999 cruzamos la marca de los seis millardos. Al momento de escribir estas líneas (febrero de 2014) la población estimada de nuestro planeta ya alcanza a los 7,2 millardos. Es fácil comprender que la biosfera terrestre no soporta el estrés de esa explosión demográfica, si esas cifras no tienden a nivelarse rápidamente.

A primera vista, la medicina, podría ser la obvia víctima de su propio éxito. Veamos por qué. La medicina moderna, en forma compartida —tal vez minoritariamente—, con la higiene, es responsable en buena parte de esa reciente explosión demográfica, ya que gracias a sus adelantos y progresos ha podido disminuir drásticamente la mortalidad infantil y aumentar considerablemente el promedio de vida de los habitantes del planeta.

A comienzos del siglo XIX la tasa de la mortalidad infantil era de 250 por cada 1.000 nacimientos; en 1900 había bajado a 150 por 1.000; diez años más tarde era de 100 por 1.000 (hasta menos del 20 por mil en los últimos años de la década de 1980). Para el año 2012 la tasa había descendido a 7 en los Estados Unidos.

En Europa, al comienzo de siglo XVIII, la mitad de los niños morían antes de alcanzar los 15 años de edad. Por cuanto la población en general alcanza su nivel máximo de productividad durante las décadas de los 40 y 50 años, se perdía un importante potencial humano.

Para el año 2010 la esperanza de vida promedio a nivel mundial había aumentado a 67,2 años.

Este doble logro, espectacular como ha sido, ha determinado ese efecto negativo constituido por la explosión demográfica, que amenaza erosionar y a veces hasta destruir el medio ambiente, que tiene que ser respetado y cuyo mantenimiento, en equilibrio con la población humana que habita el planeta, es esencial para el futuro de la especie.

Otro factor, cuyas consecuencias pueden ser bien negativas, es que las poblaciones de los países avanzados tienden a estabilizarse o disminuir, en evidente contraste con las de los países en vías de desarrollo, que siguen creciendo en forma explosiva y preocupante. En otras palabras quienes disponen de la riqueza, capital y tecnologías para mejorar sus condiciones de vida, han logrado controlar su crecimiento demográfico y con toda probabilidad podrán mantener o incrementar su calidad existencial, y pasarla así a futuras generaciones, y en cambio los pobres de todo el mundo siguen multiplicándose, haciendo aún más improbable salir del círculo vicioso del que son actualmente parte constituyente. Las tasas de reproducción (promedio de hijos que tiene cada mujer durante su vida) de países como España, Italia y Japón varían entre 1,1 y 1,5 (muy por debajo de la tasa de reemplazo que es 2,2).

Esas cifras son preocupantes porque determinarán edades medianas en continuo crecimiento en esos países; para el año 2050 estará en 40 años en los Estados Unidos (era 19 años en 1850), 54 años en Alemania, 56 en Japón y 58 en Italia. Se estima que la mitad de la población de los países desarrollados estará en edad de retirarse o más avanzada para esa fecha.

Edward O. Wilson (1929-)[15] se ha distinguido a lo largo de su carrera como docente e investigador, como una de las mentes más esclarecidas en el camino tortuoso y poco entendido de la integración de las ciencias naturales con las otras ciencias, y aun con las ciencias sociales, las humanidades y las artes, en un esfuerzo auténticamente titánico para obtener "la

---

[15] De origen inglés, profesor de biología de Harvard.

unidad de los conocimientos". En el proceso siempre complejo y difícil de síntesis intelectual, en su libro *"El Futuro de la Vida"*, nos explica con meridiana claridad, utilizando el concepto de la **"huella ecológica"**, —la cantidad promedio de tierra productiva y de mar poco profundo que se atribuye a cada persona en trozos y pedazos de todas partes del mundo para proporcionarle alimento, agua, habitación, energía, transporte, comercio y absorción de despojos—, es cercana a una hectárea, como promedio en los países desarrollados, pero alcanza a las 9,6 hectáreas en un país con el nivel de consumo de los Estados Unidos. Si tuviésemos esa meta para los siete millardos de seres humanos que poblamos la Tierra el nivel alcanzado por los norteamericanos de hoy en día, necesitaríamos cuatro planetas del tamaño del nuestro.

Los cinco millardos de personas que constituyen el Tercer Mundo, es muy poco probable que alcancen ese alto nivel, pero tan solo con intentarlo, bastará —según la autorizada opinión de Wilson—, para borrar de la faz del planeta los últimos vestigios de ambiente natural (es decir, sin intervención humana).

Como es fácil suponer, la medicina no puede hacer ninguna concesión, por pequeña que sea, tratando de cambiar sus objetivos fundamentales, que entre otros aspectos comprende los dos parámetros vitales ya mencionados —y que se anota éxitos en disminuir la mortalidad infantil y alargar la vida de los seres humanos, al lograr curar o controlar una miríada de enfermedades—. Visto desde otro ángulo y de manera global, esa acción es, al menos en buena parte, responsable de uno de los grandes problemas que confronta la humanidad, ese crecimiento demográfico explosivo y todavía incontrolado en los países más pobres y necesitados del mundo.

Como afirma Wilson, *"Al mismo tiempo el hombre, se ha convertido en una fuerza geofísica, la primera especie en la historia del planeta para lograr tan dudosa distinción. Nosotros hemos llevado los niveles de anhídrido carbónico a los más altos niveles en por lo menos doscientos mil años, desbalanceado el ciclo del nitrógeno, y contribuido al calentamiento global, que en última instancia será una mala noticia en todas partes".*

Faltaría agregar que además hemos inventado armas de destrucción masiva —con las bombas atómicas y de hidrógeno—, teóricamente capaces de borrar toda vida de la superficie del planeta (esa tenue capa que lo cubre, denominada la biosfera), un poder autodestructivo —capacidad genocida total—, que adquirió nuestra especie, por vez primera en la historia, a mediados del siglo XX, y cuyo empleo intensivo hasta ahora ha podido evitarse por el uso de la razón entre quienes poseen y monopolizan ese poder letal tan horripilante como amenazante.

En otras palabras, aunque es parte de la causa del problema, debido a su propia índole y debido a sus exitosos resultados, la medicina no tiene posibilidades reales de cambiar las actuales tendencias, ya que los esfuerzos destinados a nivelar la actual población del globo, escapan a sus competencias y obedecen a múltiples causas que son ajenas a su acción esencial.

Para confirmar mi interpretación cito a un médico británico, Vernon Coleman (1946-), quien en el prólogo de su libro y acerca del futuro que encaramos no vacila en afirmar: *"Para el año 2020 un tercio de la población del mundo desarrollado estará por encima de los 65 años. Una cuarta parte de la población será diabética. En cada hogar donde coexistan dos padres sanos y dos niños sanos, habrá cuatro personas incapaces o dependientes necesitando cuidados continuos. Enfermedades tales como la diabetes o la esquizofrenia (genéticamente transmitidas) y la ceguera (que es diez veces más común después de los 65 y treinta veces más común después de los 75) serán tan frecuentes como la indigestión o la rinitis alérgica lo son hoy en día. El desempleo será normal. Las enfermedades relacionadas con el estrés serán endémicas. Los países desarrollados a lo largo de todo el mundo enfrentarán la bancarrota en su lucha para encontrar los fondos para pagar las pensiones, seguros de enfermedad y beneficios para los desempleados ... La raza humana será destruida por la ambición médica, la codicia comercial y el oportunismo político"*.

Puede que sea una visión excesivamente pesimista y aún catastrófica y tremendista del futuro que nos aguarda, pero si no cambiamos rápidamente nuestras conductas frente a los problemas que enfrentamos, estos pronósticos se cumplirán inexorablemente, con las terribles consecuencias enunciadas.

Julio Pérez Díaz (1960-)[16] nos señala: *"La humanidad está experimentando una revolución reproductiva que le permite, por primera vez en la historia, disminuir la fecundidad (número de hijos por mujer). Ello se debe a que los recién nacidos tienen por delante una vida más larga que sus antepasados ... Se trata de un cambio sin precedentes en las civilizaciones anteriores. Sus consecuencias, políticas, económicas y sociales son enormes."*

---

[16] Demógrafo y sociólogo español, quien ha desarrollado junto a John MacInnes (sociólogo escosés) la Teoría de la Revolución Reproductiva.

Estimo sin embargo, que la responsabilidad de los médicos en tan delicada materia es subalterna a la comprensión de la magnitud del problema por parte de la opinión pública, que debe ser debidamente informada y educada sobre las realidades existentes por la clase política (y sobre todo por los estadistas que existan dentro de la misma), para poder optar a políticas públicas sensatas destinadas a corregir las anomalías, inducidas por nuestro éxito tecnológico. De no "tomar el toro por los cachos" y avanzar con éxito en este proceso de educación colectiva podríamos provocar una especie de holocausto colectivo auto-infligido.

Los médicos, precisamente por la influencia colectiva que ejercen en la sociedad, pueden ayudar en esa ingente e inexorable tarea que debe adquirir importancia prioritaria en el futuro.

China, el país más poblado del mundo, con 1.351 millardos de habitantes (para el año 2012), después de varios intentos para controlar su crecimiento demográfico, adoptó por la férrea y controversial decisión en 1979 de permitir un solo hijo por familia, posible en un régimen totalitario comunista como el que los gobierna y que se ha mantenido hasta el año 2013 en que han informado la posibilidad de aumentar la "cuota" a dos hijos por familia, sin duda preocupados por los efectos de una población en proceso de envejecimiento con incapacidad de cumplir las metas económicas prefijadas. Uno de los tantos efectos de esa política es que actualmente hay millones de padres y abuelos con un solo descendiente, dispuestos a los mayores sacrificios económicos para proporcionarle la mejor educación disponible, siguiendo la filosofía confuciana prevalente. Tal vez ese sea un importante factor en los resultados del examen PISA[17] que ha dado a los jóvenes de la provincia de Shanghai las más altas calificaciones, a nivel mundial, en matemáticas, ciencias y comprensión del lenguaje.

El gran problema subsiste, insistimos, en que los países que pueden manejar con éxito el desbordamiento poblacional son los países afluentes del llamado primer mundo, mientras que, como regla general, los que más se reproducen son las naciones más pobres, lo que nos lleva por una senda equivocada y crea problemas de muy difícil solución. Es evidente que la respuesta a mediano y largo plazo está estrechamente relacionada

---

[17] PISA (Programa Internacional para la Evaluación de los Estudiantes), establecido por la OECD, se lleva efecto cada tres años en estudiantes de 15 años de edad de las 65 naciones participantes.

con la educación de la mujer, que -actualmente en los países desarrolla-
dos-, ha tomado control de su fecundidad.

Vida vegetativa
vs
eutanasia

La dramática extensión del promedio de vida de la población mundial, proporcionalmente mayor en los países industrializados, afluentes y con mejores servicios médicos, amenaza continuamente y muy especialmente a esos países del Primer Mundo, a convertirse progresivamente en una sociedad de viejos, de ancianos, de jubilados y pensionados (que superarán en poco tiempo a quienes trabajan ... y producen). Todos los cálculos actuariales al respecto están desfasados y los desequilibrios económicos que causarán son un permanente dolor de cabeza para los estadistas y hasta para los políticos de todos los países.

Pero el problema médico esencial es que los avances obtenidos para prolongar la vida activa de muchos órganos, mediante trasplantes, y otros métodos, han tenido cierto éxito con varios órganos (tal como sucede con la córnea, el riñón, el corazón, el hígado y hasta los pulmones), pero es imposible —y con toda probabilidad seguirá siéndolo durante muchos años— con el cerebro. Hace algún tiempo escribí un artículo sobre, "el trasplante imposible" refiriéndome a ese hecho, de que en el supuesto negado de que pudiésemos acometer el acto quirúrgico y trasplantar la totalidad de un cerebro a un cuerpo humano, lo que verdaderamente hubiese ocurrido es el trasplante de la totalidad de un cuerpo a un cerebro (y no lo contrario), ya que al final de cuentas lo que realmente define al ser humano es la conciencia y toda la actividad cognitiva que asienta en su cerebro.

Por otra parte con el aumento del promedio de vida, todos los problemas que surgen de la gradual desgaste o erosión del cuerpo humano por el envejecimiento y reducción de la funcionalidad de los órganos, tejidos, aparatos y sistemas, van encontrando soluciones médicas o quirúrgicas más o menos efectivas y aceptables, que no guardan relación con los limitados avances relacionados con las enfermedades degenerativas del sistema nervioso central.

Enfermedades como la de Alzheimer, prácticamente desconocida hasta hace cinco décadas, aumenta continuamente en relación directamente proporcional al aumento de edad del promedio de la población y está haciendo estragos en los países desarrollados, ya que conduce a una población con un porcentaje sustancial de viejos condenados a una vida vegetativa. Ya se acepta que es la tercera causa de muerte en Estados Unidos, después de las enfermedades del corazón y el cáncer. Se ha constituido así en la gran amenaza del futuro, y centro de preocupación de los gobiernos de países como los Estados Unidos y Gran Bretaña, ya que no solo incapacita a quienes la sufren, sino que requiere de asistencia humana permanente a medida que avanza la enfermedad, situación que puede extenderse por varios años y que representa muy elevados gastos.

Con una situación de este tipo se plantea con fuerza, como presión social comprensible, la opción de la eutanasia, y ya lo estamos viendo, como lenta pero progresivamente, va penetrando las conciencias de sociedades con una importante tradición liberal como ocurre en los Países Bajos, donde ya observamos intentos incipientes de utilizar la eutanasia para terminar la vida vegetativa de ancianos condenados a esa situación inhumana, que elimina toda calidad de vida.

El incremento continuo de la longevidad humana en las poblaciones de los países afluentes del Primer Mundo está ocasionando problemas para los cuales la moral cristiana ortodoxa (y especialmente la católica), muy rígida en lo que toca a la sacralidad de la vida, no tiene respuestas apropiadas todavía.

Los trasplantes hacen posible mantener funcionando aceptablemente algunos órganos vitales, como el riñón, el hígado o el corazón, especialmente desde que disponemos de fármacos (como la ciclosporina) que evitan el fenómeno del rechazo. Pero toda esta tecnología de punta, que permite prolongar la vida por años de enfermos que hasta hace una generación estaban desahuciados, al fallar el funcionamiento de un órgano vital, no ha logrado semejantes avances en lo que se refiere a la buena marcha del cerebro, del que depende nuestra conciencia y capacidad de razonamiento, y nos da así el componente esencial de lo que constituye la humanidad.

Es así como se justifica y entiende el clamor universal de personas que aspiran "a morir con dignidad" y además saben que "ya pueden exigirlo como un derecho".

Surge así —al menos a los ojos de los activistas de la Federación Mundial de Asociaciones pro Derecho a Morir (creada en Oxford en 1980 y que cuenta ya con más de 800.000 socios en 27 países)—, un nuevo derecho de los seres humanos ... el derecho a morir; derecho contemplado ya por el penalista Luis de Jiménez de Asúa (1889-1970) en su libro *"Libertad de amar y derecho a morir"* en 1928.

En otras palabras, es la aceptación sin eufemismos, de la eutanasia. Según la información publicada, en España, 6 de cada 10 médicos (Centro de Investigaciones Sociológicas - CIS) apoyan un cambio en la ley "para permitir a los enfermos pedir y recibir el suicidio asistido por un médico y/o la eutanasia activa."

Se afirma igualmente que un sondeo de la Organización de Consumidores y Usuarios (OCU) de España refleja que el 70 % de los españoles desea que se legalice la eutanasia.

Ese movimiento pro-eutanasia ya es legal en Holanda y Bélgica y se dice que está avanzando rápidamente en Francia, Japón y Australia. En Suiza, la organización *Dignitas* ofrece "suicidios asistidos" a "cuantos europeos quieran usar de sus servicios".

Se trata sin duda de un asunto espinoso y duro para la profesión médica, que es vista por el público, y se identifica a sí misma, como la institución destinada a luchar por la vida y combatir las enfermedades que atentan contra la misma. Y efectivamente, ese logro que el promedio de vida de naciones enteras llegue e incluso se prolongue más allá de los 80 años, se le puede atribuir mayoritariamente, sin dudas y regateos, a la medicina. Pero el costo a pagar es alto, y ahora surgen dudas y tribulaciones de cómo atenuar las consecuencias negativas de una población que envejece a ojos vista.

¿Tendrán que ser efectivamente los médicos quienes, contrariamente a una tradición multisecular —y a petición de los propios pacientes—, pongan fin a los días de quienes ayudaron a traer al mundo? Se trata de un cruel interrogante, que pende, como la espada de Damocles, sobre quienes ejercen la noble profesión, y que hasta ahora no habían tenido la necesidad de plantearse seriamente esa proposición harto macabra, triste y desoladora.

Tal vez, como sugiere mi hijo médico, si esta posibilidad se convierte en realidad en el futuro, deberían ser profesionales no médicos los encargados de ejecutar el lúgubre procedimiento (no exactamente un verdugo, pero no faltará quien los compare).

4a Paradoja

Debilidad o carencia económica vs calidad de la atención médica

La medicina de todos los tiempos, y así lo consagra el juramento hipocrático, ha tratado siempre de pasar por encima de los prejuicios raciales, religiosos y culturales de los seres humanos y ha intentado por los medios a su alcance de que las diferencias económicas entre los seres humanos no afecten negativamente a quienes no disponen de los medios necesarios para proporcionarse y pagar los cuidados médicos que reciben.

Este ideal, que siempre se queda corto y sea tal vez inalcanzable, se ha hecho cada día que pasa más difícil de lograr, pues las nuevas tecnologías médicas, cada vez más sofisticadas y complejas, son extremadamente costosas y lo mismo se puede afirmar del precio de las nuevas medicinas (tal es por ejemplo el caso de las drogas patentadas necesarias para mantener con vida a los enfermos con SIDA). La brecha existente entre la calidad de los servicios médicos disponibles a quienes tienen medios económicos y quienes carecen de ellos se hace cada día más amplia, y peligrosamente distorsiona los fundamentos éticos de la profesión médica a nivel mundial. En muchos países reciben los servicios médicos apropiados tan solo quienes disponen de los medios económicos para pagarlos, y los profesionales de la medicina de nuestra generación tienen que aceptar las reglas draconianas impuestas al respecto por la administración de las instituciones a las cuales están afiliados, que para sobrevivir no pueden darse el lujo de hacer caridades y absorber los altos costos de las modernas y eficientes tecnologías diagnósticas y terapéuticas.

Cuando inicié mi ejercicio profesional privado en 1954 la costumbre en Venezuela, copiada seguramente de Francia donde se especializaron casi todos mis maestros médicos, era la de dedicar las mañanas al trabajo en hospitales públicos y a la docencia, con salarios nominales y las tardes al ejercicio profesional privado, donde realmente se obtenían los recursos para mantener un nivel de vida decente y mantener una familia. Esto fue cambiando progresivamente y ya no es la regla sino posiblemente la excepción.

He tratado el tema en más extensión en una reunión denominada "Aula Magna" de la Pontificia Universidad Católica de Perú, el año 1998, publicado en el libro "*Ética e Investigación: ¿el fin justifica los medios?*", editado por Liliana Regalado de Hurtado y Carlos A. Chávez Rodríguez.

Mentira vs secreto de Estado

¿Se justifica la mentira y la falsificación de la verdad médica en conflicto frente al "secreto de Estado"?

En la historia son frecuentes los casos de enfermedad de jefes de Estado, y se han estudiado los problemas que ello puede causar. Los métodos utilizados hablan muy claro de la creatividad y capacidad de intriga del entorno político-palaciego para engañar sistemáticamente a la opinión pública, muchas veces valiéndose de la colaboración (¿complicidad?) de los médicos tratantes.

Casi siempre *a posteriori* nos hemos enterado de los dramas dentro de la burocracia más cercana al gobernante de turno para ocultar deliberadamente a la opinión pública lo que verdaderamente ocurría con la salud de sus respectivos jefes de Estado. En ese club, dominado por la gerontocracia, no es extraño que la incidencia de problemas de salud de estos personajes sea más la regla que la excepción. Muchos de esos problemas inhabilitan mentalmente a la persona que las sufre —en nuestro caso, un Jefe de Estado—, para evaluar su propio estado de salud (especialmente si el problema es cerebral), por lo cual sería impráctico e ingenuo dejar la decisión en manos del propio paciente. En estos casos se impone el veredicto del médico tratante y su compromiso ético con la verdad, haciendo caso omiso de las presiones políticas que siempre han buscado justificación en el "secreto de Estado".

En la historia reciente existe abundante evidencia de ese sistemático ocultamiento de la verdad por parte de las autoridades competentes con la complacencia y muchas veces activa colaboración de los médicos responsables.

Podemos recordar los casos de Antonio de Oliviera Salazar (1889-1970), dictador de Portugal, quien sufrió una trombosis cerebral en 1968; de Francisco Franco (1892-1975) quien durante un mes fue mantenido con vida utilizando todo tipo de recursos tecnológicos (más de 50 litros de sangre mediante transfusión, fue sondeado, dializado y refrigerado, mantenido con vida gracias al trabajo continuo de "máquinas infatigables"); de Mao Tse-tung (1893-1976), en China, quien sufrió de una arteriosclerosis progresiva durante diez años y aislado en su palacio desde 1974; de Josip Tito (1892-1980) en Yugoslavia; de Leonid Brezhnev (1906-1982), de Yuri Andropov (1914-1984) y Konstantin Chernenko (1911-1985) en la Rusia Soviética, para no nombrar sino a unos cuantos dictadores, a los cuales les era más fácil ocultar la verdad y engañar deliberadamente a sus ciudadanos utilizando el aparato represivo de sus respectivos gobiernos.

Sin embargo, no se limita esa manipulación de la verdad con fines políticos a los regímenes autoritarios como lo revela recientemente el escándalo de la publicación de un libro contentivo de los detalles de la historia médica del ex-presidente de Francia, François Mitterrand (1916-1996), por parte de quien fue su médico de cabecera, por muchos años, Claude Gubler (1934-), que produjo en ese país una agria controversia, que incluso llevó a la cárcel a su autor. Mitterrand descubrió, poco tiempo después de ser elegido a su primer período como presidente de la República Francesa, que sufría de cáncer de próstata con metástasis en los huesos. Sin embargo, con diversos tratamientos, pudo gobernar durante dos períodos presidenciales consecutivos (14 años) a su país, sin que la opinión pública se enterase de sus problemas médicos, entregar el cargo a su sucesor, e incluso escoger la fecha de su deceso, cuando voluntariamente suspendió el tratamiento a que estaba sometido. El Consejo de Médicos de Francia encontró culpable al cuestionado médico (quien ya se había distanciado un tiempo atrás de su ilustre paciente), por la publicación del libro a todas luces violatorio del "secreto médico", pero curiosamente no se juzgó la evidente manipulación de la verdad, consistentemente adulterada, en los comunicados anuales sobre la salud del presidente, supuesta y convenientemente protegida por el "secreto de Estado". Si se acepta legal y moralmente que bajo el manto del secreto de Estado es posible manipular y adulterar la verdad médica, todos esos boletines y comunicados no tienen sentido alguno, por cuanto sabemos de antemano que han sido "cocinados" por el interés político del gobernante de turno, y algunas veces de su entorno, ¿qué valor e importancia tienen para la opinión pública? Curiosamente este aspecto es al que se atribuyó menos importancia en el debate público de tan delicado asunto.

El caso del presidente Mitterrand tenía una importancia relativa, por cuanto sus problemas de salud, aunque molestos, no afectaron su capacidad mental, su lucidez, su dedicación y su comportamiento como jefe del Estado. ¿Pero que hubiese sucedido si el padecimiento ocasionando limitaciones y problemas estuviese radicado en el cerebro? ¿Por cuánto tiempo el entorno presidencial hubiese podido ocultar la verdad a la opinión nacional? ¿Cuáles y cuántas decisiones hubiesen sido hechas por personas no calificadas, ni autorizadas legalmente para ello, con el engaño de que estaban avaladas por la persona que los electores escogieron para esa función no delegable y mucho menos por personas seleccionadas en secreto y a espaldas de ellos?

Quién podía imaginar que unos pocos años más tarde en Venezuela íbamos a experimentar ese problema con la enfermedad y muerte del presidente Hugo Chávez Frías (1954-2013), con la complicación adicional de que los médicos tratantes eran casi todos cubanos, de que los tratamientos fueron realizados en Cuba y de que por lo tanto era difícil determinar si el interés del supuesto secreto de Estado estaba del lado de Venezuela o del de Cuba. En el momento de escribir estas líneas es todavía imposible determinar con precisión lo que realmente ocurrió, pero lo que si es posible afirmar sin un ápice de duda es que al pueblo venezolano se le ocultó por mucho tiempo la verdad acerca del diagnóstico y tratamiento de la enfermedad de su presidente, todo ello manipulado y adulterado por otro país y conforme a sus propios intereses.

Consumo de alcohol vs buena salud

Hasta hace pocos años la ortodoxia médica vio las bebidas alcohólicas como un hábito dañino, potencialmente peligroso al crear adicción en algunas personas, y por lo tanto algo execrable, que tan solo podía tolerarse moderadamente para facilitar la interacción social.

Sin embargo, recientes estudios clínicos en muestras significativas parecen haber demostrado fehacientemente que la ingestión diaria de cantidades moderadas de alcohol son beneficiosas a la salud. En el caso del vino tinto el beneficio se atribuye al resveratrol (una fitoalexina presente en las uvas), anti-oxidante que prolonga la vida en animales de experimentación.

Para los médicos en verdad no es difícil razonar que la dosis puede significar la diferencia entre beneficio y perjuicio, y que la palabra clave en el consumo de alcohol —como en muchos otros casos—, es moderación.

Para la opinión pública la distinción no es tan simple y directa, y las campañas sanitario-educativas para evitar el alcoholismo se harán más complejas, pues dada la información existente es imposible condenar de manera absoluta el consumo del alcohol. Y desde luego el peligro de que un pequeño porcentaje de quienes lo consumen se hagan adictos es un riesgo comprobado que no podemos descartar. El alcoholismo es una enfermedad bastante común, degradante como pocas, de difícil tratamiento y con consecuencias sociales muy negativas para quien la sufre y su familia.

La hipótesis inicial de que la incidencia menor de enfermedades cardiovasculares ocurría en quienes tomaban regularmente cantidades moderadas de vino rojo, quedó reemplazada más tarde, y avalada por numerosos estudios en diversos países, de que el efecto beneficioso se debe genéricamente al alcohol (en sus diversas formas, trátese de cerveza, vinos o destilados espirituosos).

Se ha establecido, razonablemente bien (uno de los estudios abarcó casi medio millón de personas en un lapso de más de nueve años), que los bebedores moderados tienen 20 % a 30% menos posibilidades de muerte prematura por enfermedad cardiovascular que los abstemios.

Los enterados aconsejan un "trago" al día para las mujeres y dos "tragos" para los hombres (un trago = 12 onzas = 355 ml de cerveza; o bien 5 onzas = 148 ml de vino; o bien 1,5 onzas = 44 ml de bebida espirituosa destilada).

Las autoridades sanitarias británicas (1995) han emitido una directriz estableciendo que la gente que no bebe o que bebe muy poco dentro del grupo etario de alto riesgo para las enfermedades cardíacas debe "considerar la posibilidad" de que ingerir bebidas alcohólicas en cantidades moderadas puede beneficiar su salud.

En Estados Unidos, la *American Heart Association* es más conservadora cuando establece que si se ha de beber, debe ser con moderación y que la incidencia de enfermedades del corazón en quienes consumen cantidades moderadas de alcohol es menor que en los abstemios, insistiendo siempre en los peligros del consumo alcohólico, como son el alcoholismo, la alta presión arterial, obesidad, ictus, suicidio y accidentes. El consumo diario de alcohol puede causar daños severos a las fibras cardíacas (miocarditis alcohólica) y a las células cerebrales.

Donación vs venta de órganos para trasplantes

La transfusión sanguínea puede ser considerada como un trasplante de un tejido (la sangre) y en muchos países existe una tradición de venta de la misma a los Bancos de Sangre por parte de muchos donantes —por ejemplo en Estados Unidos—, que hacen de ello una ganancia monetaria.

Afortunadamente en Venezuela no se permite la venta de sangre humana y por tanto existe una tradición de excluir del comercio partes del cuerpo humano para trasplante, como puede ser el caso de órganos dobles como riñones, o huesos, ya que es evidente que otros órganos trasplantables como el corazón requieren de un cadáver, pues son órganos únicos e indispensables para la vida del individuo.

Dentro de la tradición cristiana los dos santos patronos de los médicos (junto con San Lucas), San Cosme y San Damián (...-300), hermanos gemelos que vivieron en el Cercano Oriente a comienzos de nuestra era, quienes (uno como anestesista, el otro como cirujano) practicaron el trasplante de una pierna de un esclavo negro recién muerto a un paciente blanco a quien se le había amputado el miembro inferior. Este fue el principal milagro de estos santos, que se encuentra representado en grandes pinturas de famosos museos (una de las cuales escogimos para la portada de este libro). Tomó casi dos milenios para que Alexis Carrel (1873-1944, médico, biólogo y escritor de origen francés, Premio Nobel de Medicina 1912, quien trabajó en el Instituto Rockefeller para la Investigación Médica en Nueva York) lograra tamaño avance tecnológico en un par de perros (uno blanco y otro negro) y trasplantara una pata de uno a otro animal. Varias decenas de años más tarde se logró el trasplante de la mano de un cadáver a un amputado por accidente. Lo que antes fue un "milagro" pasó a ser de pronto una realidad de la moderna tecnología quirúrgica, con la ayuda de poderosos fármacos para impedir el rechazo de unos tejidos que no son los propios.

Pero lo que aquí queremos destacar es que la sociedad contemporánea considera inmoral e ilegal el comercio de órganos, por tanto quien necesita de uno de ellos —y muchas veces significa la diferencia entre la vida y la muerte—, tiene que encontrar un donante voluntario y gratuito (generalmente un familiar próximo).

Esa situación ha dado lugar al comercio ilegal de órganos de gente necesitada proveniente de países del Tercer Mundo que no vacilan en privarse de un órgano doble (generalmente riñones), mediante una intervención quirúrgica delicada, para obtener un dinero que necesitan con urgencia.

En algunos países de América Latina se publican avisos económicos en la prensa ofreciendo en venta riñones, córneas, etc. Sin la menor duda el comercio de órganos existe.

Hace algún tiempo oí por el radio, un programa de la BBC de Londres, relatando la denuncia de varias organizaciones voluntarias, que atribuyen la desaparición de cientos de mujeres en el norte de México a crímenes relacionados con la venta de órganos. Aparentemente se trata de un serio problema que no podemos poner de lado sin una investigación a fondo de las denuncias planteadas. La gravedad del caso es que para hacer posible un comercio de tal naturaleza se necesitaría toda una cadena de complicidades, que son difíciles de tan siquiera imaginar.

Permanecer en el país de origen vs emigrar

Las grandes migraciones siempre han sido determinadas por circunstancias políticas (persecuciones) o económicas (especialmente hambrunas), y dejan poca elección a quienes se ven obligados a tomar este duro camino.

Un médico bien formado (y más aún si ya está especializado) tiene un valor agregado importante (tanto por el tiempo prolongado de su formación como por el valor intrínseco de la misma) para su país de origen, de modo que perder este capital humano, en caso de que decida emigrar, representa una pérdida importante y así lo debe contabilizar el país "donante", como por otra parte lo hará seguramente a título de ganancia el país "receptor".

Sobre lo que cuesta formar un médico y el valor que ello tiene para el país que lo recibe como inmigrante fue el tema que escogí para mi incorporación como Miembro Honorario de la Academia Nacional de Medicina de Colombia en febrero de 1999. Dado el número elevado de médicos colombianos que han emigrado a los Estados Unidos pensé que sería un tema de interés para iniciar un debate al respecto, en cierta forma porque quizá haya un elemento de justicia involucrado ya que ese solo aporte compensaría con creces las ayudas que por diversos conceptos ha recibido Colombia provenientes del gran país del norte (excluyendo el apoyo militar contra la guerrilla y el narcotráfico).

La emigración masiva observada en Venezuela en los últimos tres lustros (1999-2013) estimada entre 800.000 y 1.000.000 de personas es tal vez un fenómeno sin precedentes, tanto por su magnitud (desde un país con 30 millones de habitantes) como por su calidad, ya que consiste principalmente de jóvenes graduados universitarios. Se trata de un problema nuevo para un país de, hasta entonces, rápido crecimiento poblacional, en buena parte debido a la inmigración de importantes contingentes de italianos, españoles y portugueses buscando mejores condiciones económicas después de la II Guerra Mundial, que actualmente se ve afectado por el fenómeno al reverso de perder un tanto explosivamente su recurso humano mejor formado, la generación de relevo. Aunque las causas seguramente son múltiples, entre ellas la deficiente remuneración, el rechazo a la ideología comunista, la ausencia del reconocimiento al mérito, etc., no abrigamos dudas de que la inseguridad y la impunidad, permitidas y quizá hasta auspiciadas por el actual Gobierno son el denominador común que explicaría tan difícil y traumática decisión.

El programa de talento venezolano en el exterior (TALVEN) es una respuesta a este problema migratorio, que se ha hecho explosivo en los último tres lustros.

Se estima que en la última década han emigrado desde Venezuela alrededor de 7.100 médicos, la mayor parte de ellos hacia España y Estados Unidos. Por su parte España sufre el mismo fenómeno ya que sus médicos están emigrando hacia otros países europeos (especialmente a Gran Bretaña y Alemania) donde son mejor remunerados y por ese motivo acogen bien a nuestros galenos. La profesión médica venezolana ha sido duramente vapuleada por el actual régimen y ha sufrido la humillación de ver su campo de actividad invadido por supuestos médicos cubanos, que ejercen la medicina sin tener que revalidar sus conocimientos como exige la ley.

Médico de familia
vs.
médico especializado

Económicamente existe un valor agregado desproporcionado entre los servicios de un médico general y un médico especializado.

La formación del especialista es más larga y costosa, por tanto su tiempo es económicamente más valioso. En el sistema de salud británico todo enfermo tiene que ser examinado de inicio por su médico de familia y el acceso al especialista no es posible sino mediante la referencia del primero. Si aceptamos como cierta la estadística de que el 80 % de la gente que visita al médico, no necesita tratamiento, veremos la incongruencia del asunto, puesto que también sabemos que el 80 % de las personas que van a ver a un médico recibirán alguna forma de tratamiento (aunque no sea necesario). En Francia oí decir repetidas veces, que el público en general cuando visita al médico se sentirá defraudado si no termina la consulta con tres prescripciones de diferentes fármacos (de allí tal vez la proliferación de medicamentos basados en yerbas exóticas con supuestos efectos farmacológicos con dudoso fundamento científicamente probado, y de allí la lenidad y complacencia de la autoridad sanitaria, dispuesta a satisfacer un sentimiento colectivo altamente sensible).

Cuando un Estado soberano reconoce su responsabilidad en relación a la atención médica de la población tiene que entender de inicio que el médico de familia es la columna vertebral del sistema de asistencia médica colectivo y que por tanto debe utilizar todos los mecanismos e incentivos de la más diversa índole para favorecer ese tipo de formación entre los médicos recién egresados de las universidades.

El derecho a la salud vs el derecho a la atención médica.

Aunque a base de promesas falsas, exageraciones e hipérboles se gobierna al mundo, y estamos acostumbrados a oír hablar a los políticos, repetitivamente y sin consecuencias determinables, de una infinidad de "derechos humanos", tales como derechos de los niños, de los homosexuales, el derecho a la vida, el derecho a la muerte, los derechos de los acusados, el derecho de los criminales (conocemos instituciones y personas dedicadas a ese solo propósito), derecho de las víctimas (un poco más lógico y socialmente aceptable que el anterior), derecho a vacaciones periódicas, y hasta derecho de los animales, y porqué no .... algún día lo habrá también ... de las plantas.

Aún dentro de este panorama de auténtica jungla de toda clase de derechos (rara vez acompañados de los correspondientes "deberes" como debería ocurrir en un "contrato social" justo y equilibrado), es curioso, ameno y hasta un poco ridículo ver como los constituyentes al elaborar nuestra flamante "Constitución Bolivariana" —la más moderna y "revolucionaria" de todas las constituciones—, consagra en su Artículo 83, el llamado "derecho a la salud", que se define así: *"La salud es un derecho social fundamental, obligación del Estado, que lo garantizará como parte del derecho a la vida"*. Un derecho por tanto que supuestamente debe garantizar el Estado venezolano a todos sus ciudadanos, pero sucede que ni ese Estado, ni otros más avanzados si al caso vamos, pueden garantizar la salud a todos sus ciudadanos, por cuanto no están, ni jamás estarán en capacidad de hacerlo, porque sencillamente no depende de ellos, sino de factores múltiples que no controlan ni podrán controlar en un futuro previsible, por ejemplo y sin ir más lejos, las enfermedades degenerativas ocasionadas por el envejecimiento y desgaste funcional del cuerpo humano, que el avance futuro de la medicina tal vez podrá diferir por unos pocos años, pero que jamás podrá postergar indefinidamente o llegar a eliminar.

Pero nadie levanta la voz y clama contra ese nuevo engaño —esta nueva hipocresía, tan fácilmente comprobable—, de los políticos (y no solo de los políticos venezolanos si vamos a ser justos), pues no de otra cosa se trata. Si ese llamado "derecho a la salud" fuese al menos cambiado, manipulado y "edulcorado" por algo menos tajante, ambicioso y altisonante, como por ejemplo, "derecho a la atención médica", tal vez sería más digerible, realista y aceptable, pues al menos pondría de manifiesto el deber insoslayable del Estado de velar por el ideal -entiéndase bien un ideal-, algo bastante etéreo, de aspirar y contribuir a la buena salud de sus ciudadanos, recurriendo para ello, entre otros medios, a los servicios médicos, que deberían ser subsidiados por el gobierno cuando se trate de indigentes, sin recursos económicos para sufragar los costos incurridos. Al menos no tendríamos inhibiciones en reconocer la buena intención que guió a los legisladores en aspirar a un ideal, que pocas veces, y con mucho esfuerzo, llega a cumplirse en unas pocas naciones afluentes, cultas y bien administradas. Pero establecer constitucionalmente y de la manera más dogmática y contundente que el Estado venezolano "garantiza" a todos sus ciudadanos el "derecho a la salud", es decir, un derecho sobre el cual puede ejercer una influencia muy relativa, no es más que una de tantas sandeces o ridiculeces y una majadería más, de las tantas a que estamos infelizmente acostumbrados.

Honorarios justos
vs.
honorarios abusivos

Aunque no hay reglas bien definidas para indicar la cuantía de los honorarios médicos y generalmente se basan en el tiempo consagrado a cada enfermo y en la calidad de la experticia de los servicios prestados, en décadas recientes dado el grado de compromiso de las empresas aseguradoras, muchas de las intervenciones realizadas por cirujanos y médicos están tasadas mediante baremos que de hecho establecen parámetros que determinan los honorarios profesionales y que desde luego varían en cada país e incluso en diversas localidades.

A diferencia de otras profesiones liberales que lidian con asuntos mercantiles y que tasan sus honorarios de acuerdo con los montos transados, el médico debe de cierta manera hacer abstracción de la fortuna personal del paciente (algo que por lo general ignora ... y no forma parte del interrogatorio médico), lo que tal vez no es enteramente justo, pues cualquier fracaso en pacientes afluentes y famosos, pueden acarrearle serias consecuencias económicas negativas, y muchas veces lo que está en juego es la vida del opulento enfermo.

Lo cierto es que durante la enfermedad el paciente preocupado y nervioso por el desenlace de su dolencia, generalmente piensa que cualquier suma de dinero es poca cuando lo que está en juego es el restablecimiento de su salud, pero tan pronto la recupera cambia de manera de pensar. A tal efecto es ilustrativo recordar la anécdota atribuida al famoso cirujano inglés lord Lister (1827-1912), quien fue requerido para atender a un noble y rico personaje, quien tenía una espina atracada en la garganta. Con gran destreza el gran cirujano removió la espina. Agradecido por la eficaz atención recibida el paciente preguntó a Lister el montante de sus honorarios. Lister sonrió amablemente y respondió: *"My lord, supóngase lo arreglamos por la mitad de lo que usted hubiese estado dispuesto a darme si la espina estuviese todavía clavada en su garganta."*

Una especialidad que noblemente nació para atender y reparar las deformidades y mutilaciones de los combatientes de la I Guerra Mundial, como es la cirugía plástica y reconstructiva, poco a poco se ha ido convirtiendo —al menos una parte importante de ella—, en la cirugía del embellecimiento y de la lucha —bisturí en mano—, contra los estragos de la vejez en el cuerpo humano.

Esta variante de la especialidad, abultada como está en el presente por la demanda de un público consumista, no solo en los países afluentes sino también por el sector económicamente privilegiado de los países más pobres, que se ocupa —algunas veces con exclusividad—, de problemas estéticos, cuyo fundamento está en la vanidad humana, y no se rige, en lo que a honorarios profesionales se refiere, por ningún parámetro o baremo, pues obviamente son procedimientos electivos, que no guardan relación alguna con la salud de la persona, por tanto están basados en otros criterios tales como la fama del profesional o la importancia social y/o económica del paciente, por lo que las variantes son extremas y muchas veces inexplicables aun por las leyes del mercado, se presta singularmente a honorarios desproporcionados con la intervención realizada y expone a todo el gremio médico —por injustificada generalización— a descalificadores y ácidos juicios de valor.

Médicos vs abogados

Se ha dicho que en una sociedad donde hay más abogados que médicos (como la norteamericana, donde la relación es de 2,5:1 aproximadamente), necesariamente se producen distorsiones en las cuales el elemento litigante se desborda e invade todas las áreas que habitualmente estaban reservadas al buen juicio y criterio del médico, cuya competencia y honorabilidad en épocas anteriores se daba por descontada. Después de todo, ¿quién da de comer a los abogados, si no se crean continuamente problemas legales de los que puedan ocuparse?

Desde luego no se trata tan solo de una causa simplista, como puede ser la relación numérica de abogados y médicos en ejercicio en un determinado país, pero puede llegar a ser un importante elemento a tomar en consideración.

Por otra parte es imposible negar que la acción médica ejercida por parte de médicos, sin la debida preparación o por carencia de información actualizada, puede ser la causa de problemas que influyan negativamente en la salud de los pacientes —enfermedades iatrogénicas—, y que esa pueda llegar a constituir una razón importante de enfermedad.

Se ha constituido así un nuevo círculo vicioso que contribuye notablemente a encarecer los costos del acto médico, ya que el médico debe pagar altas primas por su seguro de "malapraxis" o "malapráctica" médica, cuyo coste, quiéralo o no, debe pasar, tan pronto como pueda, al paciente, al incluirlo discretamente en su factura. Esos costos en los honorarios, los paga a la postre el enfermo-paciente, directamente o a través del incremento de las primas, para quienes están asegurados.

En 1971, se presentaron de 12.000 a 15.000 litigios por mal ejercicio profesional en los tribunales de Estados Unidos. Menos de la mitad de esos litigios se resolvieron antes de dieciocho meses, y más del 10% permanecieron no resueltos más de seis años. Por cada dólar pagado por seguros contra mal ejercicio profesional, dieciséis a veinte centavos se destinaron a compensar a la víctima; el resto se pagó a los abogados y los expertos médicos.

El comentario –solicitado por mi- a mi buen amigo abogado Juan Fracisco Lloán es el siguiente:

"No es tan sencillo. Ha habido en EE UU, como en todo Occidente, después de 1945, un desencanto, una inhibición, un complejo, con el deber ser de la Ley (aspecto axiológico) para concentrarse un solo en el ser (positivismo): la Ley es lo que está escrito, lo demás, lo que estaría detrás de ella: la cultura, la tradición, los valores !horresco referens! el sentido del bien que dimanaría de una conciencia de comunidad de destino: todo eso, ha sido defenestrado. Por pusinalimidad, por claudicación, por intimidación. Sólo el atrevimiento del discurso orwelliano de los socialistas, ya que "fools rush where angels fear to thread", ha impuesto "razones socialistas" (sic) que desbancan la Ley positive. Ello inevitablemente ha derivado en el ejercicio de la interpretación de la Ley en un sentido utilitario e, inevitablemente -por ello- crematístico. La pérdida de valores que se ha generalizado ha quitado toda vergüenza a la rapacidad. De allí la proliferación de juicios piráticos. Por otra parte, esto mismo, notoriamente, no ha escapado, faltaría más, al ejercicio de la medicina. Así, de cierto modo, en una sociedad americana donde la tendencia tradicional es al litigio judicial (A. de Tocqueville dixit), esto ha degenerado en el aluvión de demandas por real o supuesta "malpractice" en EE UU y la consiguiente deformación económica por necesidad de grandes coberturas de seguro para el ejercicio profesional. Recuerdo que antes que esto estuviera de moda, ya había proliferación de demandas peculiares: i.e. contra el fabricante de la cera que se aplicó a un piso donde la víctima resbaló; contra el barman que sirve tragos de más a un individuo que luego maneja y mata a alguien, etc. Termino con un chiste judío: asked why Israel always won the wars started by its neighbors, the Israeli commander cryptically said : "Oh we just put our lawyers and doctors on the front line, and we order them 'CHARGE!!!'.....(pause)...and you know how the bastards charge!" Por otra parte, es cierto y lamentable que las víctimas demandantes terminan por recibir generalmente un pequeña parte del "award" de los tribunales (o de la transacción que por lo general, en la mayoría de los casos, le pone fin al juicio). Esto último reclamaría legislación correctiva de naturaleza federal."

Medicina reproductiva
vs
manipulación reproductiva

El sector de la medicina reproductiva es uno de los que más ha avanzado en el pasado reciente y contribuye a resolver eficientemente muchos problemas de parejas infértiles que en la pasada generación no disponían de las soluciones tecnológicas de la moderna medicina.

Tal como siempre sucede con otros avances tecnológicos ello determina una serie de utilizaciones no previstas inicialmente y algunas veces abusos que cuestionan muy de frente las bases morales que han regido a la sociedad contemporánea y que en su debido tiempo —después de meditadas consideraciones—, sin duda cambiarán, para adaptarse a los nuevos conocimientos, tal como ha sucedido consistentemente en el pasado. Tal es el caso de la clonación humana, que tan intensos y agrios, violentos debates viene causando.

Las posibilidades de manipulaciones indeseables en materia reproductiva, dados los avances tecnológicos ya logrados, son infinitas. Tan solo para ilustrarlas, valgan tres ejemplos:

Hace unos años un periódico de la costa oeste de Estados Unidos publicó un reportaje, acerca de una pareja de millonarios norteamericanos (ambos divorciados y con hijos de sus primeros matrimonios) que de visita a Australia habían dejado congelados en una institución local óvulos de la esposa fertilizados por espermatozoides del marido (huevos o zigotos) y años más tarde (ya fallecido el marido) la viuda había decidido concebir utilizando uno de estos huevos, lo que logró con éxito. Es fácil imaginar el embrollo, la galleta legal de un hijo nacido cinco años después de la muerte del padre y los problemas engendrados por el reparto de la herencia, etc. De hecho parece que la historia fue inventada por el reportero, pero los problemas que potencialmente podría causar son verdaderos, pues no se trata de ciencia ficción, sino de una opción real en esta nueva realidad de la "fertilización *in vitro*".

Otra historia es acerca de un médico del sur de Estados Unidos que inseminaba artificialmente a un número importante de sus pacientes femeninos con sus propios espermatozoides. Cuando este hecho se puso en evidencia este atropello criminal del especialista en fertilidad ya tenía casi tantos hijos "biológicos" como los que se atribuyen al general Juan Vicente Gómez (1857-1935)[18]. ¿Qué curso legal aconsejar a esas madres para castigar el delito del padre "biológico" de sus hijos? ¿Qué actitud recomendar a los hijos con su padre "biológico"?

Otro caso bien documentado, con fotografías a todo color, en un semanario de circulación mundial, nos informa de una dama holandesa, casada con un holandés (ambos caucásicos) tratada en una clínica de fertilidad en su país, que da a luz unos gemelos, uno negro y otro blanco. La averiguación posterior pone en evidencia que hubo una confusión en el laboratorio y que por accidente, semen de un paciente de las Antillas Neerlandesas penetró uno de los óvulos de la señora, mientras que el otro era fecundado por un espermatozoide del marido. Resultado: un gemelo es hijo de la señora holandesa y su marido holandés y el otro gemelo es hijo de la señora holandesa y un señor de color de Aruba a quien no conoce ni de vista. ¿Qué deberes y derechos tiene el padre de Aruba respecto a ese hijo? A no ser por la notable diferencia del color de la piel de los dos gemelos al nacer, ¿quién se hubiese apercibido de las diferentes paternidades? ¿Cuántas veces habrán ocurrido "accidentes" como éste en el pasado, sin que tengamos evidencias probatorias?

---

[18] Gobernó dictatorialmente a Venezuela desde 1908 hasta su muerte en 1935. Anotó en un cuaderno, de su puño y letra, los nombres de sus 74 hijos.

Empleados
vs
administradores

En el sector de servicios, la atención médica ha sido posiblemente el que ha estado a la zaga de las reglas que rigen la economía de mercado, tal vez por la relación tan particular e irrenunciable, de carácter individual, entre paciente y médico. Sin embargo la tendencia en los países industrializados es muy clara y los médicos en el ejercicio de su profesión liberal están cada día más sometidos a las regulaciones e imposiciones de una industria —la más grande del mundo—, la industria de la salud, cuyas reglas son completamente diferentes a las que estaban acostumbrados los médicos hasta hace tan sólo una generación.

En sustancia los médicos han pasado a ser empleados, y en algunos casos administradores, de un negocio más, el negocio de la salud de personas o poblaciones enteras.

El médico tiene que aprender a interactuar con los administradores (generalmente no son médicos y entienden tan solo parcialmente lo que son los valores y principios de la deontología médica), y negociar con ellos (que velan fundamentalmente por los intereses de una empresa, aunque se llame clínica u hospital), entre los derechos y deberes de los pacientes, los de los médicos y demás personal de salud, los de los empleados y los de la institución financiera a la cual deben su principal lealtad y dependencia institucional y de cuya solvencia económica todos dependen en última instancia.

Se trata —es evidente— de una nueva y compleja situación en la cual debe intervenir inteligente y creativamente el gremio médico.

El acto médico:
completo vs parcial

El ideal desde luego es que una sola persona sea responsable por la integridad del acto médico, pues al dividir las acciones también se dividen las responsabilidades y los posibles errores en su ejecución.

Me explico con un ejemplo, al comenzar a ejercer la profesión como dermatólogo e inscribirme como tal en el Colegio Médico del Distrito Federal, un buen día me llegó a mi consultorio privado una "unidad de trabajo" enviada por la sección de dermatología del Instituto Venezolano de los Seguros Sociales (un acuerdo *sui generis* entre el IVSS y la Federación Médica Venezolana para referir a dermatólogos registrados tratamientos que ellos no podían ejecutar por carecer de los equipos necesarios). Se trataba de un infante que habiendo recibido una extensa quemadura que comprendía un porcentaje importante de la superficie cutánea, al derramarse aceite hirviendo sobre su piel, había desarrollado unos queloides en la zona quemada. El médico que lo examinó (no era dermatólogo pero oficiaba como tal) hizo el diagnóstico correcto, pero indicó un tratamiento equivocado, aplicar hielo seco (nieve carbónica) al queloide, lo que hubiese supuesto —en este caso, por la extensión del queloide—, cientos de dolorosas aplicaciones. Al tomar conciencia de que no estaba de acuerdo con el tratamiento indicado (que posiblemente hubiese sido acertado en un queloide de pequeño tamaño), llamé por teléfono al dermatólogo jefe de la unidad y le expliqué lo que ocurría y me contestó que no podía desautorizar al médico funcionario de la institución y que tenía que ejecutar la "unidad de trabajo" por él indicada, tal y como se me instruía en la orden correspondiente, por lo que no me quedó otro camino que pedirle cortésmente que borrara mi nombre de la lista de especialistas dispuestos a dar ese servicio (mi primera y última "unidad de trabajo" al iniciar mi ejercicio profesional, cuando más necesitaba de esos ingresos). Me he extendido en esta anécdota, pues es reveladora del antagonismo que puede surgir entre un procedimiento rutinario (la "unidad de trabajo") y un principio que no puede soslayarse, en este caso el desacuerdo que tenía con el tratamiento indicado por un colega. Tal desacuerdo —que puede ser una rutina en el medio hospitalario, donde se resuelve por la autoridad jerárquica—, en este caso se transformó en un problema institucional delicado; el colega que había hecho el diagnóstico e indicó el tratamiento era un funcionario en la nómina de la institución, en cambio el dermatólogo que al azar recibió la "unidad de trabajo" que el primero ordenó, no pertenecía oficialmente a la institución y no existía un "procedimiento" para cambiar su equivocada indicación terapéutica, no había otra solución si yo no acataba las instrucciones que renunciar al sistema, lo que hice sin pérdida de tiempo, aunque dejando firme constancia de mis objeciones al tratamiento, siempre pensando en el pobre niño que sería sometido cruelmente a un tratamiento que para llegar a tener algún grado de efectividad debería ser administrado regularmente cientos de veces.

Esta singular experiencia me puso a pensar acerca de la importancia del acto médico integral y las responsabilidades que conlleva.

La clínica vs el laboratorio

Cuando estudiaba medicina —hace más de medio siglo pues recibí mi diploma de médico-cirujano en 1951—, mis profesores, y mejor aún mis maestros (son estos últimos quienes enseñan adicionalmente a la materia de su competencia, con su propio ejemplo), insistían siempre en el hecho de que los exámenes de laboratorio eran un complemento muy importante, pero siempre subordinado al criterio, conocimientos y experiencia del clínico, quien interpretaba una serie de factores antes de llegar a un diagnóstico e indicar un tratamiento.

A lo largo de la historia de la medicina siempre se han generado controversias, cuando no verdaderos conflictos, entre facciones que tienen puntos de vista diferentes sobre el ejercicio de la medicina, algunas de ellas nos son familiares, por ejemplo, la ciencia clínica al lado del lecho del enfermo versus la ciencia del laboratorio; las habilidades para ejercer versus aquellas para investigar; pre- calificaciones técnicas versus las humanísticas para acceder a los estudios médicos; generalistas versus especialistas; médicos prácticos versus académicos (en el sentido de docentes); universidades versus hospitales versus institutos de investigación.

Las nuevas tecnologías médicas, especialmente todo el espectro de imágenes, con su extraordinaria variedad de información y precisión representan una verdadera tentación a poner de lado el juicio clínico ponderado y a guiarnos tan solo por lo que nos indican esas máquinas sofisticadas que nos ha brindado como cornucopia inexhaustible la moderna tecnología médica.

En 1981 en un editorial de la revista *The Lancet* se afirmaba, "*La precisión reconfortante, si bien espuria, de los resultados del laboratorio tienen el mismo atractivo que el salvavidas al mal nadador*", entrando luego a explicar las razones por las cuales los médicos indicaban tantas pruebas innecesarias: *hay la prueba "por si acaso" exigida por el médico joven "por si acaso" el consultante pedía ese resultado, y la "prueba de rutina" cuyos resultados raras veces contribuía al diagnóstico, y la prueba "ajá" cuyos resultados eran sabidos como anormales en ciertas enfermedades y que se ordenaban para "hacer propaganda a la habilidad del clínico".*

"Este fenómeno de 'sobre-investigación' —la realización de un gran número de pruebas en pacientes cuyos problemas médicos son bien aparentes—, puede parecer una materia bien trivial, pero es costosa, y más seriamente, introduce un elemento extraño en el encuentro médico, al degradar la importancia de la sabiduría y de la experiencia a favor de una objetividad espuria".

Observamos que en el afán de "cuidarse las espaldas" en caso de demandas judiciales por malapraxis se ordenan exámenes innecesarios. Por ejemplo en dermatología el diagnóstico clínico del carcinoma basocelular es asunto de rutina, lo que hace innecesario una biopsia y examen histopatológico previos al tratamiento definitivo de la enfermedad, pero muchas veces es aconsejable, en consideración de los riesgos legales, de obtener una "prueba" de la necesidad de un tratamiento más "radical" que de ordinario, para evitar reclamos de esta desagradable naturaleza.

Exploraciones indispensables
vs
exploraciones optativas

Hay exámenes instrumentales y pruebas de laboratorio que son indispensables para establecer un determinado diagnóstico y poder, basado en ello, fundamentar un tratamiento adecuado.

Pero, es fácil exagerar esa necesidad e indicar una plétora de exploraciones y exámenes, que no necesariamente van a contribuir a cambiar el diagnóstico, aumentando así inutilmente los costos del acto médico.

Algunos colegas, tal vez racionalizando su conducta en la idea de que muchos de sus pacientes están asegurados y por lo tanto directamente no van a cancelar esos incrementos en costos, no vacilan en indicar exploraciones redundantes para tratar de confirmar o reforzar sus sospechas diagnósticas. Otros colegas, lo justifican pensando que es prudente indicarlos como una precaución y prueba de su competencia profesional contra posibles intentos de demandas por mala práctica médica. A la larga es un factor negativo, que contribuye a elevar los costos hasta hacerlos insostenibles.

Los abusos llegan a extremos difíciles de justificar. Recuerdo un caso de una paciente que después de una caída sospecha una fractura del hombro. El traumatólogo consultado indica telefónicamente una resonancia magnética de la zona y sin examen clínico previo, sugiere también telefónicamente una intervención quirúrgica inmediata. Felizmente una segunda opinión puso de manifiesto, primero clínicamente y luego con el respaldo del examen con rayos X, que esa feactura se trataba adecuadamente solamente con la adecuada inmovilizasción.

Satisfacción
vs
insatisfacción en el ejercicio de la medicina

Mientras los estudios médicos sean capaces de atraer a los mejores jóvenes estudiantes —los más inteligentes, más capaces, más trabajadores, más ambiciosos y más íntegros, de ambos sexos, de una determinada generación—, nuestra profesión podrá sentirse segura de su futuro y ello depende en buena parte del grado de satisfacción y "realización" de los profesionales activos con el ejercicio de la carrera por ellos elegida, que de cierta forma mide sus expectativas vs la realidad.

Aunque todavía no hay signos irreversibles serios, cierta disminución en ese grado de aceptación, revela un grado de descontento con las tendencias actuales. La interpretación que considero más aproximada a la realidad es que la nueva generación de médicos resiente más que una compensación económica exigua y desproporcionada con el grado de esfuerzo, concentración y tiempo que se exige del médico en su trabajo, una "pérdida del control" del mismo, que esta sometida a reglas establecidas por los aseguradores y/o la administración hospitalaria. Es una situación que, más temprano que tarde, deberá revisarse, pues puede eventualmente hacer perder el favor que una vez tuvo la profesión médica, con quienes se sintieron tentados a seguirla como carrera durante toda una vida, y hay que recordar que en esencia no es ni una manera lucrativa de ganarse la vida, ni un sacerdocio, y si la sociedad a la que sirve quiere seguir disponiendo de buenos médicos, tendrá que apercibirse de que los médicos deberán recuperar al menos parte del control que una vez tuvieron de las decisiones médicas que conciernen a sus pacientes.

Si no se logra corregir esta tendencia, la medicina como profesión irá perdiendo gradual, pero inexorablemente, los jóvenes más talentosos de cada nueva generación, algo que dábamos por descontado hasta hace poco tiempo, pues en numerosas encuestas y en los países más avanzados siempre figurábamos en pizarra como la primera escogencia de los estudiantes de secundaria mejor dotados, y si no somos capaces de atraer a los mejores, la medicina no logrará cumplir las ambiciosas metas que sus líderes y conductores han propuesto; objetivos sin duda ambiciosos pero realizables tan solo en la medida que dispongamos del elemento clave para lograrlo ... el mejor recurso humano disponible.

Este es un problema que ciertamente "no ha quitado el sueño" al liderazgo de nuestra profesión, a nivel mundial, en el pasado inmediato, pero que debe preocupar a quienes tienen actualmente esa responsabilidad, quienes deben repensar muy seriamente los correctivos necesarios para revertir una tendencia que apenas se esboza pero cuyas consecuencias pueden revestir extrema gravedad para el futuro de la medicina y su papel tradicional en la sociedad.

Para complicar el asunto, la reciente graduación en Venezuela de unos nuevos profesionales, en paralelo y en franca competencia con los médicos con formación ortodoxa, que con el rimbombante título de "médicos integrales comunitarios" (MIC), con un plan de estudios reducido, diseñado en Cuba, con unos docentes improvisados y una ausencia de selección bien establecida y cuya idoneidad para el trabajo hospitalario está en duda, va a ejercer una influencia muy negativa entre los futuros aspirantes de nuestra profesión, que podrán fácilmente intuir una actividad devaluada, minada por futuros conflictos laborales entre dos tipos de profesionales con distinta formación académica. Es factible imaginar que los errores en el diagnóstico y tratamiento de estos MIC, fruto de la improvisación en un sector que no lo admite, cause un descrédito que el público en general atribuya a la profesión médica en conjunto. Es obvio que ante tal situación los estudios médicos ortodoxos pierdan el gran atractivo que alguna vez tuvieron.

Información tradicional
vs
información por Internet

La comunicación entre médico y paciente está siempre influenciada por el grado de conocimiento que tiene el paciente acerca de la medicina y de su propia enfermedad. Es natural y lógico que el paciente demande de su médico tratante un mínimo de información sobre su propia enfermedad, sus causas, su evolución, su pronóstico, su tratamiento y sus posibles consecuencias. Hasta hace poco tiempo el paciente, excepto raras excepciones (casi siempre cuando el paciente mismo era médico o familiar de médico), aceptaba sin vacilaciones, ni muchas preguntas, las sumarias explicaciones del médico tratante sobre su enfermedad y el diálogo entre ambos era breve y se limitaba a las instrucciones que daba el médico.

Con el fácil acceso doméstico a las páginas de la Web a través de la computadora e Internet, es frecuente, hoy en día, que el paciente, aun antes de solicitar la cita con el médico, y especialmente si ya tiene o sospecha un determinado diagnóstico, que se haya documentado bien acerca de su padecimiento e incluso haya preparado —al menos mentalmente—, un grupo de preguntas pertinentes e incluso, de acuerdo con las respuestas que obtenga, pueda formarse un criterio acerca de los conocimientos actualizados del facultativo. En realidad, y aunque no se tenga conciencia de ello, se realiza así una especie de "examen preliminar" del médico por parte del paciente, que es parte de una especie de evaluación previa para determinar si el profesional escogido tiene la preparación que de él se espera.

Es a todas luces evidente que dicha evaluación, basada en esta búsqueda singular de una información un tanto desordenada y por quienes carecen de una formación básica indispensable para entender el problema, por más simplemente que trate de ser expresado, puede dar lugar a múltiples confusiones y a juicios equivocados por parte de los pacientes.

El médico hoy en día tiene que tener presente esta realidad, de que cada vez que se enfrente a un nuevo enfermo, puede que ya se haya documentado sobre su posible dolencia, por la vía ya mencionada y quiera medir los conocimientos actualizados del facultativo escogido. Ello en sí no es una característica negativa de esta nueva modalidad del ejercicio de la medicina, salvo que en muchas personas —por falta de preparación, como ya hemos indicado—, pueda dar lugar a confusiones de conceptos que el médico debe tratar de aclarar, al darse cuenta de lo ocurrido.

Las páginas de la Web ofrecen a quienes las consultan una extraordinaria riqueza de información, sin paralelo a nada que haya ocurrido anteriormente, y varios buscadores (personalmente utilizo Google, 'hyperlink' *google.com*, como mi buscador favorito), y el problema actual es saber como orientarse en una verdadera "jungla" de información disponible para desglosar lo superfluo de lo fundamental. No es tarea fácil. Con la autoría de Robert Kiley (bibliotecónomo británico, jefe de los servicios digitales de la Biblioteca Wellcome de Londres) , la *Royal Society of Medicine* de Londres ha editado un pequeño libro, *"The Doctor's Internet Handbook"* muy útil para los médicos en esa compleja búsqueda de la información relevante.

Como contrapartida a esos beneficios es preciso mencionar que no existiendo ningún tipo de control o filtro, puede prestarse a difundir información errónea o incluso mal intencionada, de allí la importancia de expresar la autoría intelectual responsable respaldando los escritos, lo que usualmente se acompaña con las afiliaciones académicas y/o hospitalarias del autor médico, que le permiten al lector darse una idea de la confiabilidad de la información.

Las instituciones aseguradoras
vs
la profesión médica

La llamada "industria de la salud" ha pasado a ser, y con mucho, la industria de mayor tamaño económico en la primera potencia del mundo, Estados Unidos. A pesar del enorme gasto en salud, el sistema norteamericano dista mucho de ser el más eficiente, al menos en lo que se refiere a su capacidad de cubrir el mínimo de necesidades de atención médica a toda la población, y hay una profunda insatisfacción social por no poder cumplir cabalmente un cometido que se considera un derecho en nuestra moderna sociedad. Para los inicios del nuevo milenio se estimaba que había 41 millones de estadounidenses sin cobertura de seguros de salud (cuyo costo está en la vecindad de 88 millardos de dólares al año). Como la población de los Estados Unidos para ese entonces era de 270 millones de habitantes, quiere decir que el 15 % de la población de ese país carecía de algún tipo de seguro que le proporcionase atención médica adecuada. La gran paradoja estriba en que esto ocurre en el país que gasta más dinero en salud en todo el mundo.

El problema no se limita a la evidente necesidad de que toda la población tenga alguna forma de seguro médico, sino que en sociedades altamente "litigantes" como la norteamericana, ningún médico puede ejercer la profesión sin un seguro de mala práctica médica que lo proteja contra las demandas intentadas, racional y justificadamente, o sin ellas, por pacientes insatisfechos o perjudicados por el acto médico. Los aumentos de las primas de ese tipo de seguros para los médicos son responsables del aumento de sus honorarios. Este fenómeno es particularmente sensible en los estados de California, Nueva York y Florida. En 1985 esta prima estaba en el orden de 82.500 dólares para un obstetra y de 101.000 dólares para un neurocirujano.

Al igual que las nuevas tecnologías, se trata de un factor en continuo aumento.

Una de las consecuencias negativas de esta situación es que los médicos prefieren abandonar los tratamientos donde la tasa de éxitos no parece ser lo suficientemente elevada, lo que conduce a un ejercicio de la medicina excesivamente prudente, que puede perjudicar dramáticamente a quienes sufren de ciertas enfermedades.

Es importante recalcar que en muchos casos son las aseguradoras las que determinan el tratamiento a seguir para muchas personas.

Es todavía prematuro juzgar si las recientes reformas al sistema de salud estadounidense destinadas a eliminar o al menos a disminuir considerablemente el número de pacientes sin seguros médicos promovidas por el presidente Barak Obama (y conocidas como *Obamacare*) van a tener los efectos beneficiosos que de ellas se espera.

La industria farmacéutica
vs
la profesión médica

Hasta hace muy poco tiempo, a pesar de los conocimientos acumulados acerca de la historia natural de las enfermedades y sus signos y síntomas, el arsenal terapéutico de los médicos estaba reducido (sin ninguna prueba científica de su efectividad) a sangrías, vómitos y purgas. A partir del siglo XIX los avances en el examen clínico (con una buena historia clínica), la anatomía patológica y la microbiología se convierten en los fundamentos para un diagnóstico certero, pero al margen de unas cuantas vacunas, Salvarsán para la sífilis, quinina para el paludismo, digital para la insuficiencia cardíaca y varios sedantes y analgésicos (principalmente la aspirina), los médicos tenían muy poco que ofrecer a sus pacientes.

Con el nacimiento y exponencial crecimiento, de la industria farmacéutica desde fines del siglo XIX hasta el presente, su poderío económico ha tenido una influencia ambivalente sobre los médicos. Por una parte contribuye decididamente a proporcionarnos armas terapéuticas cada vez más efectivas, sofisticadas y específicas; por la otra, para poder determinar la eficacia de los fármacos patentados por ella y sobre todo para mercadear eficazmente sus productos, no ha vacilado en solicitar y tratar de obtener la colaboración de los facultativos para sus ensayos clínicos y para que favorezcan sus fármacos, utilizando para ello un procedimiento manido, como el de dispensar favores a discreción (por ejemplo, sufragar los gastos ocasionados por la asistencia a congresos y otras reuniones de carácter científico), lo que ocasionalmente puede resultar en problemas de carácter ético.

El tema de estos "favores" a los médicos por parte de la industria farmacéutica ha sido ampliamente discutido en las principales revistas médicas y como significativo ejemplo podemos citar el editorial del *British Medical Journal* correspondiente al 31 de mayo de 2003, titulado, "*No más almuerzos gratis*", tipificando así uno de los tantos favores recibidos. Allí los editores de la revista afirman, *"Los doctores y las compañías farmacéuticas deben trabajar juntos, pero los médicos no tienen porque ser invitados a banquetes, transportados con lujo, hospedados en los mejores hoteles y ser educados por estas firmas farmacéuticas. El resultado compromete las decisiones tomadas en el cuidado de los pacientes. Las compañías farmacéuticas son firmas comerciales que tienen que mercadear sus productos. Algunas veces tuercen las reglas, pero son tal vez los doctores a quienes se debe echar la culpa por depender de la generosidad de la industria farmacéutica. ¿Cómo llegamos al punto en que los médicos dependen de la información, investigación, educación, organización profesional y asistencia a conferencias, para que sean pagadas por las compañías farmacéuticas? Tanto los médicos como las compañías farmacéuticas saben que hay algo enfermizo en esta relación, pero no saben como detenerla."*

Termina afirmando, *"La industria farmacéutica es inmensamente poderosa. Es una de las industrias más rentables, verdaderamente global, y estrechamente conectada con los políticos, particularmente en Estados Unidos. Comparada con ella, la medicina es un desorden sin organización. Los médicos se han hecho dependientes de una industria en una manera que mina su independencia y habilidad de hacer lo mejor por sus pacientes. Grupos de reforma médica en Estados Unidos están proponiendo una distancia más grande en su relación con la industria, con educación y fuentes de información independientes. La Universidad de California está considerando poner fin a "los almuerzos gratis" pagados por los laboratorios farmacéuticos, y se les pide a los estudiantes de medicina estadounidenses tomar una versión revisada del juramento hipocrático que veda aceptar dinero, regalos u hospitalidad. Estas son iniciativas que los médicos de todo el mundo deben seguir."*

Como ejemplo de la importancia económica de la industria farmacéutica, tomemos el caso de Estados Unidos, la economía más grande del mundo, cuya industria farmacéutica tuvo ganancias el año de 1998 del orden de los 99,5 millardos de dólares, un aumento del 11 % sobre el año previo. Las ventas globales también aumentaron, 7 % en el solo año de 1997-1998, haciendo de la industria farmacéutica la de más rápido crecimiento, con las más altas ganancias legítimas en el mundo entero.

En 1953, sólo en EE.UU, había un listado de 140.000 productos medicinales para la venta, 75% de ellos introducidos en los diez años precedentes. De 1929 a 1969 el gasto en fármacos de prescripción aumentó 25 veces, de 190 millones de dólares a 5,3 millardos. Nada da una mejor idea de la "embriaguez" pública (incluyendo al gremio médico) por los nuevos y poderosos medicamentos, el hecho de que en 1945, el año en que la penicilina fue verdaderamente accesible al gran público, uno de cada cuatro norteamericanos la habían recibido. Sin duda habrá salvado muchas vidas, pero es probable que se haya utilizado en miles de casos innecesariamente.

La investigación y el desarrollo de nuevos fármacos requiere de los mercados con alto poder adquisitivo de las naciones industrializadas del primer mundo, que tan solo en Estados Unidos tenía un presupuesto que asciende a los 17 millardos de dólares el año de 1998. Es bueno hacer notar que *"las firmas farmacéuticas operan como cualquier industria privada y no tienen ninguna misión social benéfica específica, respondiendo a imperativos económicos más que a los de carácter social o humanitario"*.

Se estima que el costo promedio de la investigación y desarrollo para poner en el mercado una nueva droga está en los alrededores de 500 millones de dólares, y que la compañía que hace esa inversión aspira a recuperarla en un plazo de tres a cinco años por la venta del producto, de tal manera que cumplido este plazo genere ganancias.

Con estas cifras es fácil colegir que sólo las grandes multinacionales de Estados Unidos, Suiza, Alemania, Gran Bretaña, Francia y Japón, pueden competir con éxito en esta industria, que tan solo atiende las necesidades de los mercados de los países afluentes y tiene poco o ningún interés por las enfermedades tropicales de los países pobres. Hay que mencionar —con toda justicia— que esta situación es al menos parcialmente compensada por programas de la Organización Mundial de la Salud (OMS) y donaciones de varias grandes fundaciones internacionales y muy especialmente por el *Welcome Trust* de Gran Bretaña, que ha tenido siempre el buen tino de dedicar una parte significativa de sus fondos a la investigación en medicina tropical.

Para explicar el "apetito" insaciable de los seres humanos por los medicamentos hay que recordar el aforismo de sir William Osler cuando afirmó: *"El deseo de tomar medicinas es, quizás, el hallazgo más grande que distingue al hombre de otros animales."*

Los políticos
vs
la profesión médica

Siendo la salud el problema que más preocupa y atrae la atención de los ciudadanos, no es de extrañar que para lograr los votos y ser elegidos, los políticos prometan villas y castillos durante sus campañas electorales, en materias que competen a los médicos y que pueden afectar negativamente su trabajo. Las relaciones laborales entre el gremio médico y los gobiernos se hacen cada día más complejas y difíciles y requieren la intervención casi diaria del gremio médico, agrupado en sus colegios y federaciones.

Caso notable es el del "derecho a la salud" (en vez de "derecho a la asistencia médica") de la nueva Constitución de la República "Bolivariana" de Venezuela, donde el Estado "garantiza" la salud de todos los venezolanos. ¿Ignorancia, ingenuidad, cinismo, demagogia o combinación de las cuatro?

Cuando los pueblos adquieren conciencia de la íntima e inextricable relación entre la salud de los ciudadanos y por tanto su bienestar por una parte y las decisiones políticas de los gobiernos, por la otra, de inmediato se establece una relación estrecha entre política y medicina. Entre quienes la vivieron intensamente se destaca la figura del patólogo alemán Rudolf Virchow (1821-1902) quien llegó hasta el extremo de pensar en la política como en una de tantas ramas de la medicina, por cuanto debe velar por ciertos aspectos del bienestar humano, mientras que la medicina los engloba en su totalidad.

Virchow aplicó la teoría celular a la patología y proclamó la nueva doctrina de *omnis cellula e cellula* (toda célula proviene de otra célula), tuvo destacada actuación en la política alemana de su tiempo; como hombre de visión liberal, le tocó oponerse en el parlamento al gran estadista y canciller de Prusia (y más tarde, a partir de 1870, del nuevo Imperio Alemán), príncipe Otto von Bismarck (1815-1898), y sus múltiples y a veces divertidas anécdotas, han llegado hasta nuestros días. He aquí una de ellas:

Bismarck, supuestamente molesto por las críticas de Virchow lo retó a un duelo. En su calidad de retado Virchow tenía el derecho de escoger las armas, y se presentó con un hermoso estuche al campo de honor, por lo que padrinos y testigos pensaron horrorizados que Virchow había seleccionado las pistolas para dirimir el conflicto y todos conocían la fama de Bismarck en el manejo de las armas y su experiencia como duelista (al menos la espada dejaba una oportunidad de permanecer con vida, después de la primera sangre derramada). Ante la sorpresa de todos los presentes lo que allí había eran dos grandes salchichas idénticas en apariencia y ante el estupor de todos, Virchow explicó que se trataba de un arma mortífera, por cuanto una de ellas estaba debidamente contaminada con gérmenes letales escogidos por él mismo, la otra era perfectamente innocua. *"Dejemos a su excelencia decidir cuál quiere comer y yo me comeré la otra"*, dijo Virchow. Demás decir que el "canciller de hierro" desistió del duelo.

Aparte del elemento humorístico de burla al duelo como método de resolver conflictos, Virchow aprovechó la ocasión para demostrar de una vez por todas que quien hace un reto (de ésta u otra naturaleza) piensa que lleva la ventaja (lo que casi siempre resulta ser cierto) y de allí deriva su supuesto arrojo y valentía.

A solicitud mía comenta Luis Enrique Alcalá[19]: *Te agradezco que me hayas recordado para la nueva edición de Paradojas Médicas. Abajo copio unas líneas que pudieras editar libremente según convenga a tu publicación.*

*En varios artículos de mi blog reconozco que el dato del enfoque político-médico de Virchow te lo debo. Por ejemplo, en **Enfermo de pobreza**, pongo:*

El ilustre dermatólogo y ex embajador Francisco Kerdel-Vegas, infatigable constructor de venezolanidad, fue quien me alertara sobre el concepto que Rudolf Virchow (1821-1902), el gran patólogo alemán que sirvió igualmente como parlamentario de su país, tenía de la política. La entendía como actividad de carácter médico. El contexto del inestimable dato fue una conversación en la que explicaba al Dr. Kerdel que ése era precisamente mi enfoque explícito a partir de 1984.

En esa reunión en mi casa [con Diego Bautista Urbaneja y Gerardo Cabañas, en noviembre de 1984] expuse por primera vez mi noción de la ruta que estaba marcada para nuestra legitimación en tanto políticos como un camino "médico". La llamé "la

---

[19] Sociólogo y analista político venezolano.

metáfora médica". El acto político es un acto médico, dije, pues en el fondo se trata de proponer, seleccionar y aplicar tratamientos a los problemas. (…)

A comienzos del año siguiente, 1985, recibí copia de unos trabajos de Yehezkel Dror,… En uno de ellos Dror, amigo y maestro desde el año de 1972, decía lo siguiente: "…policy sciences are, in part, a clinical profession and craft". (…) Su posición era sólo ligeramente menos radical que la mía, puesto que lo que a mí me interesaba era el territorio conceptual que se define, justamente, por esa parte que es una profesión y un arte "clínicos". (…)

La imagen o metáfora médica de la política no me es enteramente original. Recibí el trabajo mencionado de Yehezkel Dror unos meses después de la exposición que hice a los amigos nombrados, como también es cierto que el foco de mi proposición está desplazado respecto de la admisión parcial de Yehezkel. Sin embargo, en mi memoria inconsciente ha debido quedar algo de la lectura de uno de sus libros: Design for Policy Sciences. Allí dice, en 1971: "…the analogue between policy sciences and medicine is nevertheless a very suggestive one, because of strong similarities in some of the main paradigms and secondary characteristics". En el mismo punto cita a René Dubois, quien, en Man, Medicine and Environment, dice lo siguiente: "…Medicine seems best suited to preside in an architectonic way over the development of a new science of human life".

(Tomado de KRISIS: Memorias Prematuras, 1987. A fines de 2002, comencé el trabajo de una carta semanal sobre asuntos políticos y empleé desde entonces la "marca" Dr. Político para indicar que entiendo la Política como arte de carácter médico. Diez años más tarde, Radio Caracas Radio me ha concedido un espacio semanal que se transmite bajo el nombre de Dr. Político. Fue en un amable almuerzo de mediados de 2004, cuando el Dr. Francisco Kerdel-Vegas me contara que Rudolf Virchow, el gran patólogo alemán, creía hacer medicina cuando actuaba en regiones de su país como miembro del Reichstag. En 2005, publicó Jeffrey Sachs su libro The End of Poverty, cuyo capítulo cuarto se titula Clinical Economics; en 1993, el economista venezolano José Toro Hardy organizó sus Fundamentos de Teoría Económica como un tratado médico: "En un intento por facilitar la comprensión de la economía, nos ha parecido oportuno sugerir que ésta sea enfocada de la misma forma como se estudia la medicina". Pero nadie menos que Jorge Luis Borges dijo: "Uno crea sus propios precursores". Lo cierto es que el paradigma médico de la Política está en el ambiente, y eso es así porque funciona).

Utilización racional vs abusiva y cómoda de la terapia intensiva

Las unidades de terapia intensiva se hicieron parte integrante de todo hospital general desde hace varias décadas. Ya Florence Nightingale (1820-1910), la fundadora de la enfermería como importante componente del conjunto de las profesiones de la salud, allá en 1852, en su significativo rol visionario, había afirmado que era de especial valor "*disponer en el hospital de un sitio donde los pacientes en el período posoperatorio, y todos aquellos que necesitaban estrecha atención, pudiesen ser observados*".

Es allí precisamente donde se despliega de la manera más obvia al público lo que la alta tecnología médica representa, con sus modernos equipos de monitoreo, resucitación, computadoras, etc., y sin duda dan la sensación de que la adecuada y oportuna utilización de ese conjunto de diversos y complejos aparatos pueden significar la diferencia entre la vida y la muerte. A pesar de que muchos estudios estadísticos tienden a demostrar lo contrario, no abrigo dudas de que el balance debe ser favorable por cuanto lo que al comienzo fue tal vez una nueva "moda", de las muchas que periódicamente invaden a la medicina, estas unidades se han institucionalizado y constituyen parte importante de un moderno hospital.

Tal vez el problema radique más en el uso adecuado de la unidad, que en cuestionar su existencia para monitorear debidamente a aquellos pacientes que requieren observación estrecha y cuidadosa, bien porque han tenido un infarto del miocardio o en el período posoperatorio inmediato.

Dado el grado de sofisticación del equipo utilizado y de la constante presencia humana de médicos y personal paramédico calificado para monitorearlo, el costo para el hospital, es lógicamente muy alto, y se traduce por honorarios muy elevados para el paciente que allí permanece. Existe allí un obvio divorcio entre lo que puede ser beneficioso —y hasta vital—, al enfermo grave y lo que le es financieramente asequible al paciente o a su familia (dada la gravedad de los casos allí atendidos, es probable que muchos fallezcan allí). A título anecdótico recuerdo un colega que ordenó a hacer una especie de medalla que llevaba colgada al cuello (parecida a las que usaban los soldados, para identificación, durante la última guerra mundial), donde estaba grabada una instrucción perentoria: "*Por ningún motivo debo ser internado en una unidad de terapia intensiva*", tal vez pensando que aunque salvara la vida en ella, perdería, como resultado de la ingrata experiencia, parte o la totalidad de sus ahorros de toda una vida, y si no salía vivo, la desagradable posibilidad de dejar en herencia a su familia una considerable hipoteca.

Recuerdo también la descripción de una unidad de este tipo en la pluma altamente crítica del doctor Vernon Coleman en su libro ya citado: "....*el paciente que va a una unidad de cuidados coronarios es tratado como una gallina de baterías. Será amarrado a tubos de amenazantes máquinas y desprovisto de todo contacto con el mundo real. En vez de confort, simpatía y comprensión, estará rodeado de eficiencia clínica fría, computarizada. La unidad de terapia intensiva ha sido diseñada para los doctores, y no es para los pacientes. Es un ambiente perfecto para trabajos de investigación. Es un sitio terrible para un enfermo.*"

En 1995 el costo de las unidades de terapia intensiva en los Estados Unidos había escalado a la impresionante suma de 62 millardos de dólares (equivalente al 1 % del PIB del país), un tercio de los cuales (20 millardos) se gastaban en lo que pasó a llamarse eufemísticamente PIC *(Potentially Ineffective Care*, o sea, Cuidado Inefectivo Potencial).

Hay allí un elemento importante a considerar: la comodidad del médico. No es lo mismo emplear valioso tiempo en un automóvil, desplazándose en un tránsito complicado, con direcciones enrevesadas, en visitas individuales a domicilio, que concentrar todos los pacientes en situación crítica en un mismo sitio, donde se trabaja habitualmente y además se dispone de una eficiente supervisión delegada y controlable mediante oportunas llamadas telefónicas.

Hay estudios recientes que indican la amarga realidad de que el costo médico de los últimos días de la vida de un paciente es superior al de toda su vida anterior.

El número de los médicos crece
vs
la insatisfacción por sus servicios también crece

Con la especialización y la subespecialización en aumento continuo, existe una evidente tendencia a referir los pacientes en busca de información adicional útil para corroborar un diagnóstico y establecer un tratamiento, lo que se traduce por citas, esperas y honorarios adicionales y muchas veces traslado a otros consultorios e incluso otras clínicas y hospitales. Es lo que el picarezco argot criollo venezolano se conoce con el nombre de *peloteo*. Todo ello conduce a molestias y desagrados por parte de los pacientes, que ven en ello una práctica de "pasar la bola de uno a otro médico", procedimiento muchas veces injustificado y costoso. La moraleja es la de costumbre, que no es otra que tener muy presente el interés del enfermo y limitar lo más posible los inconvenientes de tales referencias.

Muchas veces la insatisfacción no está relacionada directamente con la atención médica en sí, sino más bien en la organización de los servicios prestados, por ejemplo en las largas esperas en los consultorios médicos o para ingresar o darse de alta en una clínica, situación que por cierto no solo afecta a los servicios públicos gratuitos ya que se ha extendido a la medicina privada.

También se puede interpretar como una forma de evadir y diluir la responsabilidad del diagnóstico y "curarse en salud", es decir preventivamente, frente a posibles recursos de mala praxis por parte de los pacientes, asegurándose de la opinión coincidente de otro facultativo.

La insatisfacción también la experimentan los médicos por las omnipresentes incursiones de diversos sectores de la sociedad tratando de regular el acto médico, bien se trate de políticos, administradores de hospitales, actuarios de compañías aseguradoras, o simplemente de pacientes supuestamente bien informados a través de las páginas de la Web, sin duda indigestados por un exceso de información sin posibilidades de ser "digerida" por una mente preparada para ello por muchos años de estudio metódico y dedicado. Es necesario armarse de santa paciencia para explicar la racionalidad de la conducta médica frente a tal número de opiniones basadas en información casual, muchas veces sin base científica.

Es previsible que en el futuro, en aquellos países como Venezuela, que han tratado –con poco éxito, sí alguno- de formar supuestos médicos –los llamados médicos integrales comunitarios o MIC-, basándose en la experiencia cubana, con programas acelerados, sin la debida formación hospitalaria y con docentes improvisados, van a competir en el mercado con los médicos tradicionales formados en las universidades con selección del alumnado, programas exigentes y profesores bien formados, y así establecer una inevitable dicotomía en la profesión médica, desde todo punto de vista indeseable y hasta peligrosa. Es evidente que las autoridades gubernamentales, responsables de esa política pública relacionada con la educación médica, soslayaron a su conveniencia coyuntural, la experiencia milenaria de lo que representa la formación del médico. Es bastante obvio que se trata de algo harto delicado, sensible y arriesgado, ya que los posibles resultados negativos –como sucede con todo experimento educativo- tardarán mucho tiempo en demostrar su valor o ineficacia y solo podrán establecerse y probarse en un tiempo prolongado de muchos años. Un cambio de esta naturaleza cuando se trata de la salud y hasta de la vida de las personas representa un salto mortal, de muy alto riesgo. Todo ello puede redundar en una gran confusión por parte del público, sobre todo de los sectores populares que inundados por la propaganda oficial, llegan a creer que los MIC tienen la formación y experiencia necesarios para confiar su salud en ellos.

Complejo de inferioridad
vs
evaluación objetiva de nuestras realidades y nuestro potencial

En realidad se trata de un problema universal y que abarca a todas las situaciones imaginables y se manifiesta mediante las más sutiles y versátiles actuaciones y que por su ubicuidad no deja de afectar a la medicina. En nuestra generación se manifiesta preponderantemente en todo lo relacionado con la medicina estadounidense. Como es imposible negar su progreso tecnológico avanzado, es frecuente criticar —con indudables fundamentos— aspectos en los que hay evidentes fallas y defectos en el sistema de cobertura de la salud pública norteamericano. Lo lamentable es cuando se llega al extremo de una absurda y contraproducente paranoia, haciendo uso de una inventiva pueril para justificar y avalar posiciones y acciones rayanas en la ridiculez. Para explicar, con un ejemplo contundente, a lo que me refiero, recuerdo haber recibido una carta de un distinguido docente e investigador norteamericano (ha debido ser a fines de 1979 o comienzos de 1980) dándome una somera explicación del hallazgo en la ciudad de San Francisco de una nueva variedad del sarcoma hemorrágico de Kaposi (demostrado histopatológicamente) en homosexuales jóvenes y promiscuos, adelantando la hipótesis de que podía tratarse de una enfermedad nueva, contagiosa, tal vez producida por un virus, y el objeto de esa comunicación además de alertarme acerca del problema era el de informarse si habíamos observado algo parecido en Venezuela. De inmediato le contesté negativamente (no había visto ningún caso semejante), pero tomando en cuenta la importancia de la comunicación y su autor, hice tres copias de la misiva y la envié al Ministro de Sanidad y Asistencia Social, al Presidente de la Academia Nacional de Medicina y al Presidente de la Sociedad Venezolana de Dermatología. Como era de esperarse no recibí contestación alguna, pero pocos días más tarde leí en uno de los diarios de mayor circulación de Caracas, información acerca de una rueda de prensa de los epidemiólogos, donde afirmaban, palabras más, palabras menos, que había llegado a su atención (probablemente una de las copias de la carta que hice circular) una información referente a una supuesta nueva enfermedad "inventada" por los norteamericanos, seguramente con el propósito de distraer la atención de los países subdesarrollados de sus verdaderos problemas de salud pública. Como es fácil colegir, lo que el colega norteamericano había informado era el inicio de la gran pandemia del siglo, el SIDA, y no se trataba de una "invención" imperialista para perjudicarnos. Afortunadamente —al menos en este caso particular— no hubo perjuicio evidente a la población por este enfoque sesgado de la realidad, pero sí me dejó muy preocupado porque ponía una vez más en evidencia el eterno complejo que llega a esos extremos de imaginar conspiraciones en el terreno de la salud colectiva.

Humildad
vs
arrogancia y dogma

Aunque nuevamente tratemos aquí un problema generalizado en la conducta humana, en el caso de los médicos tiene especial significación, pues debemos aprender de los abundantes errores cometidos en el pasado a tener una actitud menos dogmática y arrogante frente a nuevas ideas y conceptos. Aun cuando en la actualidad a nadie llevarán a la hoguera por sustentar alguna idea ajena al dogma de moda, es posible que retardemos el progreso de la medicina por actitudes rígidas fundamentadas en ideas establecidas frente a nueva evidencia en lo contrario.

Para darnos cuenta hasta que niveles puede llegar esa actitud no hay sino que recordar la desfavorable opinión que le mereció a la Academia Nacional de Medicina de Francia el descubrimiento de la anestesia en Boston.

En general toda nueva idea ha sido combatida inicialmente y con frecuencia en forma harto alevosa, y de todos es bien sabido como reaccionó "el establecimiento" frente a los descubrimientos de Harvey, Galvani, Semmelweis, Claude Bernard, Pasteur, Golgi, Freud, etc., tal como ha sido tratado en profundidad por el periodista y escritor estadounidense Hal Hellman.

Un recuento vivido de las dificultades de esgrimir un nuevo concepto que contradice un dogma preestablecido puede obtenerse en las páginas del libro titulado "*Dr. Folkman's War*" de Robert Cooke.

Muchas veces estas luchas terminan en tragedia, como es ciertamente el caso de un colega, querido y admirado amigo, Dr. René Favaloro. Como es bien sabido Favaloro, ciudadano y médico argentino, difundió y probó el valor de la operación del puente coronario (en inglés, ***bypass)*** cuando trabajaba en la ***Cleveland Clinic*** en Estados Unidos, operación que beneficia a centenares de miles de enfermos del corazón cada año. Su trabajo, su inventiva, sus conocimientos y creatividad fue reconocida en el mundo entero (las cátedras de cirugía cardiovascular de Moscú y Tel Aviv fueron bautizadas con su nombre). René Favaloro ha podido permanecer en Estados Unidos y es muy probable que le hubiesen hecho decenas de proposiciones de trabajo sumamente generosas y atractivas. Sin embargo, su sensibilidad social y su patriotismo se lo impidió, tenía que regresar a Buenos Aires y dar allí el beneficio de su experiencia a sus compatriotas y así lo hizo. Allí estableció todo un sistema de fundación/hospital/universidad para difundir y utilizar adecuadamente esos conocimientos y esa experiencia. Para lograrlo se endeudó, y cuando se apercibió que la gente e instituciones (especialmente el Gobierno de su país) que se habían comprometido a colaborar con él para poder asistir a los indigentes no le iba a cumplir, sencillamente se quitó la vida. Dolorosa consecuencia de un alma profundamente sensible a los graves problemas de la gente humilde y sin recursos económicos. Tal vez una lección aprovechable por nuestra sociedad contemporánea consumista y frívola.

La reciente lectura del interesante libro del Dr. Rubén Jaén Centeno, *"Aunque la naturaleza se opuso"* explica claramente que la intervención quirúrgica del "puente coronario" fue inventada por el cirujano ruso Vladmir Kolesof, en Leningrado (actual San Persburgo) en 1962. De manera que Favaloro no fue el inventor del procedimiento, sino quien lo dio a conocer mundialmente.

El estereotipo del médico bondadoso, generoso, humilde, interesado tan sólo en el bienestar de sus pacientes (bien establecido entre los venezolanos y en las vecinas Antillas, en la figura del doctor José Gregorio Hernández – 1864-1919), contrasta con el del médico arrogante, materialista y mundano que ha sido objeto de sempiternas burlas, por críticos satíricos y mordaces como Jean-Baptiste Moliere (1622- 1673) y George Bernard Shaw (1856-1950).

A medida que la medicina se ha hecho más científica, los médicos tienden a ser más arrogantes, interpretando los avances de la ciencia aplicados a la salud humana, como un poder excepcional (que lo es), con el cual podemos llegar a resolver todos los problemas incluso la gran incógnita de todo lo que nos está oculto hasta ahora en el funcionamiento del cerebro humano.

Solo cuando la ciencia logra separarse de la metafísica y la magia es que viene a representar la fuerza motriz de la moderna civilización, pero aún en esta era de grandes promesas en los avances científicos no debemos olvidar la admonición de sir Isaac Newton (1642-1727, tal vez el científico más importante de todos los tiempos, pues gracias a sus contribuciones, la ciencia obtuvo su actual indiscutida credibilidad y primacía), cuando dijo: "*No sé como yo le parezca al mundo, pero para mí mismo me parece que he sido tan sólo un muchachito jugando en la playa, divirtiéndome ahora y entonces, encontrando alguna piedra más lisa que otra, mientras que el gran océano de la verdad permanecía sin descubrirse frente a mí.*"

El derecho a la vida
vs
el derecho al aborto

Es un tema en demasía espinoso pues toca muy de cerca la enseñanza y los dogmas de las principales religiones y muy especialmente la católica.

Si quien no ha nacido aún es un ser humano —una persona—, los principios, correctamente interpretados, de justicia y de no hacer daño, prohiben el aborto, o sea todo procedimiento o técnica llevado a cabo con la intención de matar un niño que aún no ha nacido o de terminar su desarrollo.

Desde el punto de vista médico el problema más agonizante es cuando se piensa que el aborto puede salvar la vida de la madre, situación que pone de frente el derecho a la vida de la madre frente al derecho a la vida de la criatura que aún no ha nacido. Ello ha justificado el llamado "aborto terapéutico" en la legislación vigente en numerosos países.

Es interesante como el marxismo maneja sin inhibiciones problemas que conciernen valores éticos y es así que en la desaparecida Unión Soviética el aborto fue legal de 1920 a 1936, declarado ilegal de 1936 a 1955 y de nuevo legal a partir de 1955. Todo ello de acuerdo con las políticas demográficas decididas por el gobierno y en atención a lo que percibían como las necesidades del Estado, que en la época de "ilegalidad" necesitaba repoblarse para afrontar los retos de la industrialización, guerra y recuperación de las enormes pérdidas en vidas humanas del conflicto.

La seguridad social
vs
la medicina privada

Desde que el canciller del Imperio Alemán Otto von Bismarck (1815-1898) introdujo su legislación sobre seguridad social en Alemania en 1881, supuestamente como reacción a la agitación política de los socialistas en ese país y como justa reivindicación de la clase trabajadora a los riesgos de enfermedad, atención médica, hospitalización, muerte, etc., no ha habido país del mundo que no haya ensayado con mayor o menor éxito un determinado esquema de seguridad social. Sin duda constituye un avance social de gran importancia para la población trabajadora de un país, pero cuando el Estado monopoliza su administración da lugar a innumerables corruptelas de toda índole, que generalmente involucran indirectamente a la profesión médica, por cuanto parte importante del esquema está basada en los servicios médicos prestados.

El manejo de fondos provenientes del ahorro de los trabajadores por políticos inescrupulosos y a veces francamente corruptos, ha sido en muchos países, como en Venezuela, una verdadera desgracia, pues ha contribuido a desprestigiar la seguridad social, que es una de las instituciones más necesarias en la sociedad actual.

He visto funcionar de cerca por muchos años el *National Health Service* de Gran Bretaña y puedo expresar mi admiración por todo lo que representa, aunque como es natural y humano sus usuarios le apuntan defectos y sobre todo demoras que sin duda tiene, pero en general es un sistema que funciona y que aun el gobierno conservador de la Sra. Thatcher (1925-2013)[20] decidió no privatizar y mantener en su integridad, considerando justamente que representaba una valiosa adquisición y conquista social de nuestra era. Es conveniente recordar que paralelamente funcio-

---

[20] Primer ministro del Reino Unido de 1979 a 1990.

na la medicina privada para quienes tienen los medios económicos y desean pagarla.

Mi dilecto amigo y compañero de curso (Promoción Pastor Orpeza de la UCV, 1951) AntonioClemente H., quien ha dedicado buena parte de su vida profesional al tema de la seguridad social, me envía el siguiente comentario:

"Por Seguridad Social se entiende el conjunto de medidas previsivas que conducen a garantizar a los habitantes de un país los medios económicos para lograr las condiciones mínimas de comodidad, salud, educación y recreación necesarias al hombre civilizado; y las providencias contra una serie de riesgos inherentes a la vida moderna, tales como el desempleo, la enfermedad profesional o de otro origen, la invalidez parcial o total, la ancianidad, la educación de los niños y los derivados de la muerte del jefe de la familia.

La primera persona en la historia que uso el concepto en su acepción concreta fue el Libertador Simón Bolívar en el Congreso de Angostura (15 de Febrero.1819) ***"El sistema de Gobierno más perfecto, es aquel que produce mayor suma de felicidad posible, mayor suma de seguridad social y mayor suma de estabilidad política".***

La Asociación Internacional de Seguridad Social (AISS) está en la sede de la Organización Internacional del Trabajo en Ginebra. Hasta el 2002 publicaba en un libro con todos los países, desde el 2002, son cuatro libros: 1. Europa, 2. Asia, 3. África y 4. Américas, este último tiene 36 países o territorios.

*La información es procesada por la Asociación Internacional de Seguridad Social (AISS) que cumplió su 75 aniversario. Es revisada y editada por la Administración de Seguridad Social de USA (**S**ocial **S**ecurity **A**dministration). La primera edición fue en 1937.*

El sistema se basa en la contribución de: 1. Empresas (65 %), 2. Trabajadores (25 %) y 3. Estado (10 %). Estos son promedios y varía entre los países."

La verdad de hoy
vs
la mentira de mañana

Ya lo expresó de manera harto lúcida sir William Osler cuando escribió: "*Las filosofías de una época se convierten en las disparatadas absurdidades de la siguiente y las estupideces del ayer se convierten en la sabiduría de mañana; a través de un largo tiempo en el que lentamente aprendemos que nos apresuramos a olvidar, que entre todos los cambios y oportunidades de veinticinco siglos, la profesión nunca careció de hombres que vivieran al nivel de los ideales de los griegos*".

Es de todos bien sabido como se mueve el péndulo en todo lo concerniente a lo que podríamos denominar "la sabiduría prevalente del momento", que cambia frecuentemente, tanto como la moda del vestir femenino.

¿Quién se acuerda hoy en día de las sangrías, las purgas, los vómitos provocados, los lavados colónicos, el pneumotórax, o las ventosas escarificadas (estos dos últimos alcanzaron a mi generación)?

Medicina clínica
vs
medicina molecular

Existen fundadas esperanzas de que en un plazo relativamente breve podamos actuar positivamente sobre muchas enfermedades causadas por anomalías genéticas particulares que puedan ser identificadas a nivel molecular. Tal es el caso de la anemia falciforme, causada por un único "error" en el ácido desoxirribonucleico (ADN), o la fibrosis quística.

La llamada medicina molecular (departamento de la biología molecular) no es otra cosa que medicina pura y simple y es una nueva frontera orientada hacia el tratamiento y curación de las enfermedades, al igual que prevenirlas y en general a promover la salud.

Los progresos realizados en esta dirección en los últimos años son verdaderamente extraordinarios, y el año de 1953 con el descubrimiento de la configuración de la molécula del ADN, la doble hélice de Francis Crick (1916-2004)[21] y James D. Watson (1928-)[22] en Cambridge, señaló el inicio de una nueva era.

Las agencias noticiosas internacionales nos señalan auspiciosamente el 15 de abril de 2003, con motivo de cumplirse medio siglo de la publicación del descubrimiento de la estructura de la molécula del ADN (en la revista británica *Nature* el 25 de abril de 1953), que dos años antes de lo previsto, 99,9% del mapa genético del hombre había sido decodificado por un consorcio público integrado por científicos de seis países. El proyecto tenía un presupuesto inicial de tres millardos de dólares, para ser utilizados en 15 años, pero los expertos sólo utilizaron 2,7 millardos (el año 2000 se había logrado un borrador del código). Tras tres millardos de años de evolución, tenemos ante nosotros la serie de instrucciones que

---

[21] Biólogo molecular ingles.

[22] Biólogo molecular estadunidense.

cada uno de nosotros lleva, desde el óvulo (fecundado) hacia la edad adulta y hasta la tumba, es el "libro de la vida" o mapa genético, sobre el que tantas esperanzas ha puesto la ciencia contemporánea que confía en descubrir tratamientos para enfermedades hasta ahora incurables o hereditarias, tratar genes defectuosos o recetar medicinas específicas según el código genético de cada persona). Escondidos en la maraña del ADN se encuentran los 30.000 genes (un solo gen puede producir hasta 98.000 proteínas) y 3.000 millones de pares de bases, entrelazados en la larga espiral que forma los cromosomas.

Hay quienes ponen en duda la gran expectativa que se ha atribuido a las aplicaciones prácticas de estos conocimientos genéticos.

Veamos la negativa opinión que le merece la "Nueva Genética" a un observador calificado como el doctor James Le Fanu: *"La Nueva Genética, en sus tres fases, distintas pero sobrepuestas, de ingeniería genética, pruebas genéticas y terapia genética, ha sido la fuerza intelectual motriz de la medicina durante este período, generando respuestas genuinamente novedosas y brillantes a problemas fundamentales. Y a pesar de todo el entusiasmo y excitación de millones de horas de dedicación a la investigación y de decenas de miles de trabajos científicos y acres de cobertura en los periódicos, sus beneficios prácticos son escasamente detectables. La ingeniería genética ha pasado a ser un método costoso para fabricar medicamentos que ya estaban disponibles —como la insulina—, o bien por tener un efecto terapéutico marginal. Las pruebas genéticas han tenido poco impacto en la prevención de las enfermedades hereditarias más comunes y la terapia genética sencillamente no funciona. La Nueva Genética similarmente ha fallado en cumplir las expectativas que de ella se tenían, notablemente la transformación de cerdos como fuente de órganos para trasplantes."*

Los triunfos
vs
los fracasos de la medicina contemporánea

Desde el punto de vista de la medicina preventiva no existe un triunfo semejante al de la eliminación de la viruela, lo que tomó 182 años, lapso comprendido entre el descubrimiento de la vacuna y la erradicación de la enfermedad. El informe original de Edward Jenner (1749-1823)[23], presentado a la *Royal Society* en 1797 fue rechazado por su entonces presidente sir Joseph Banks (1743-1820) —quien era su amigo personal—, bajo las premisas de que las ideas de Jenner eran demasiado revolucionarias y sus pruebas experimentales demasiado limitadas. Banks aconsejó a Jenner que no debía exponerse a arriesgar su reputación presentando a la augusta institución hallazgos que parecían contradecir a los conocimientos establecidos.

Por fortuna Jenner no era hombre que se amilanaba frente al primer obstáculo y el año de 1798 publicó, con su propio peculio, un panfleto de 64 páginas con sus observaciones y descubrimiento. El 8 de mayo de 1980 la Asamblea de la Organización Mundial de la Salud reunida en Ginebra declaraba oficialmente la erradicación definitiva de la viruela, gracias a la utilización racional de la vacuna inventada por Jenner casi dos siglos antes. Tuve la oportunidad de observar varios de los últimos casos de esta temida enfermedad en Addis Abeba, capital de Etiopía, a donde viajé el año 1973, en compañía de los profesores Harvey Blank (de Miami) y Coleman Jacobson (de Dallas). Esta temible enfermedad había hecho estragos en mi familia. Mi abuela paterna tuvo viruela y una hija recién nacida, que también sufrió la enfermedad, murió por esa causa. Es difícil calcular con precisión cuántos millones de seres humanos ha matado el virus de la viruela, a cuántos ha dejado ciegos, a cuántos con cicatrices deformantes en el rostro, y —un aspecto menos conocido—, cómo ha influenciado el curso de la historia. Lo que está perfectamente bien documenta-

---

[23] Médico rural y poeta inglés.

do es que las sucesivas y devastadoras epidemias de viruela a las poblaciones de amerindios —no expuestas previamente a la enfermedad y por tanto inmunológicamente vírgenes—, contribuyeron a permitir a Hernán Cortés (1485-1547) subyugar el Imperio Azteca (entre 1519 y 1521) y más tarde a Francisco Pizarro (1478-1541) conquistar el Imperio de los Incas (1532). Se ha estimado que la población indígena de las Américas, que ascendía a 72 millones de personas cuando Cristóbal Colón (1451-1506) desembarcó en 1492, se había diezmado, en virtud de guerras y enfermedades (la principal entre ellas, la viruela) a un total de 600.000 en 1800.

Curiosamente el drama de la viruela, la única enfermedad contagiosa erradicada por la acción del hombre, no ha terminado de eliminarse por completo con su erradicación a nivel mundial, ya que existe siempre el peligro de que sea utilizada como arma del llamado bioterrorismo (a partir de cultivos en los laboratorios), por eso su importancia sigue vigente.

Los triunfos de la medicina en la segunda mitad del siglo XX son extraordinarios, sobre todo en lo que se refiere a la terapéutica, que ha logrado controlar enfermedades que diezmaban la población en las generaciones previas, tales como la tuberculosis y la sífilis (ya la lepra se venía extinguiendo progresiva y espontáneamente en los países del norte).

Tal panorama bucólico de un futuro promisorio fue interrumpido por la pandemia del SIDA desde el inicio de la década de los años 80 del siglo XX.

Si alguien creía que las enfermedades infecciosas patógenas al hombre era un grupo de entidades bien conocidas y en un número limitado, y bien establecido y hasta inmutable, sin duda sufrió una gran equivocación pues la lista de nuevas enfermedades, infecciosas sigue creciendo. En julio de 1976 apareció súbitamente en Filadelfia una epidemia, la enfermedad de los legionarios, misteriosa afección respiratoria que eventualmente se pudo establecer que era debida a una bacteria adaptada a convivir en los sistemas de aire acondicionado enfriados por agua, y diseminada a los residentes de un hotel de esa ciudad, que asistían a una convención, mediante el aire acondicionado de sus habitaciones. El SIDA fue la siguiente amenaza, que en poco tiempo se extendió a toda la superficie del planeta. Para 1997 la Organización Mundial de la Salud (OMS) calculaba que había más de 20 millones de seres humanos infectados con el virus HIV, y a pesar de que han aparecido muchos fármacos para combatirlo, la mortalidad sigue siendo alta.

Pero hoy no cesan las agresiones de nuevos virus, muchos de ellos originarios de Africa, tales como la fiebre de Lasa (1969); infección por el virus de Ebola (1976); la infección de Marburg (así llamada porque produjo 30 enfermos, y 7 muertos entre ellos, en la ciudad alemana del mismo nombre, contaminados por monos traídos de Uganda); la enfermedad de Lyme (debida a una espiroqueta y observada por vez primera en la ciudad de ese nombre en el Estado de Connecticut en la costa este de Estados Unidos).

Se pueden mencionar otras varias nuevas enfermedades como la debida al virus "hanta" (así denominado por el río Hanta en Corea, que mató varias personas en la parte suroeste de Estados Unidos en 1993), y en el año 2003 tenemos el llamado síndrome respiratorio agudo y severo (conocido por las siglas en inglés de SARS, también llamada neumonía asiática), cuya evolución y consecuencias son aún difíciles de precisar.

No hay razones para pensar que no tendremos nuevas sorpresas que lamentar en el futuro.

Dolor y poder
vs
medicina y dinero

No necesariamente los dos primeros enfrentados a los dos últimos, sino los cuatro elementos asociados íntimamente, al menos tal es el sentido que le da uno de los intelectuales franceses contemporáneos más distinguidos (aunque controvertido), Jacques Attali en su libro *"El Orden Caníbal"*.

Sus acerbas y duras críticas, tales como, *"la mitad de los gastos de salud no sirven sino para retardar la muerte unas semanas"*, o bien, *"las ocho décimas partes de la humanidad no tienen todavía acceso alguno a la medicina clínica"*, no pueden soslayarse de un plumazo, u olvidarse olímpicamente, pues son denuncias públicas basadas en hechos reales, nos gusten o dejen de hacerlo.

Confieso que admiro el coraje de Jean Bernard cuando se refiere a su profunda antipatía, que comparto, a tratar los asuntos que conciernen a esa pareja antitética de medicina y dinero.

En realidad, al contrario de lo que muchos se imaginan (tal vez debido a los llamados "signos exteriores de la riqueza", como son el automóvil, la casa, o las prendas de vestir), son contados con los dedos de las manos los profesionales de la medicina que con su trabajo logran amasar una fortuna.

Baste recordar aquí que médicos verdaderamente ricos son muy pocos, que casi siempre esas fortunas tienen un origen diferente al del ejercicio privado de la medicina, y que, a mi conocimiento al menos, casi nunca se han beneficiado económicamente (como seguramente hubiesen podido hacerlo), mediante patentes de sus descubrimientos importantes, que en otras profesiones, oficios y actividades, hubiesen hecho multimillonarios a sus inventores.

Medicina del entorno
vs
medicina global

La globalización lo abarca todo, es un océano de aceite que no cesa de avanzar. Ya no podemos ignorar y olvidar las desgracias del vecino, y es más, las vivimos en el mismo momento en que ocurren, lo que impide recurrir a mecanismos evasivos, invocando la ignorancia, que —como antes sucedía—, debido a que cuando nos enterábamos de la catástrofe o desgracia ocurrida habían pasado horas, días, semanas y hasta meses (todo depende de la época) y por lo tanto aceptábamos mucho más pasivamente. En esta generación podemos ver los acontecimientos "en pleno desarrollo" y nunca podré olvidar haber visto en la televisión (advertido telefónicamente del primer acto terrorista) el impacto del segundo avión contra la otra torre gemela de Nueva York, "en vivo y en directo", el fatídico 11 de septiembre de 2001.

Llevado a la medicina ello significa que los países desarrollados y afluentes (y hasta opulentos) del Norte no pueden poner de lado la pobreza, la miseria y el hambre de los del Sur, y todas sus dolorosas consecuencias en lo que se refiere a la salud de esos pueblos. Por una parte las imágenes (en estos casos, mucho más poderosas que las palabras) se lo llevan a la mente al gran público de manera impactante y a diario por la televisión a todo color; por la otra, sabemos bien que las fronteras políticas entre países o aún las largas distancias entre continentes no ofrecen protección frente a las grandes pandemias, que como lo ha demostrado fehacientemente el SIDA, pueden aparecer sin previo aviso y con características de verdadera catástrofe.

La profesión médica (como gremio) se ha sensibilizado frente a esas realidades, que ya le es imposible ignorar por más tiempo, y con los limitados medios a su alcance hace puntualmente las contribuciones que le son factibles (separada e independientemente de la gran labor realizada por los organismos internacionales como son la Organización Mundial de la salud, y en nuestro caso su oficina regional, la Organización Panamericana de la Salud, etc.) Son numerosísimos los aportes realizados, entre otras iniciativas notables, "Médicos sin Fronteras", "Médicos del Mundo", "Ayuda Médica Internacional", etc., muy bien relatadas por Oliver Weber en su libro *"French Doctors"*.

Valga esta oportunidad para destacar la labor extraordinaria llevada a cabo en el sector de la dermatología —como me consta por ser testigo de excepción—, por la Fundación Internacional de Dermatología en África Oriental (Moshi, Tanzania), bajo la presidencia de los profesores Alfred Kopf (de Nueva York) y Terence Ryan (de Oxford), en coordinación en el trabajo local con el dermatólogo de origen alemán Henning Grossmann, a quienes deseo rendir el sincero homenaje que se merecen en esta ocasión. Ese trabajo coherente, a partir de 1987, ha permitido dotar de técnicos expertos en dermatología a buena parte de los países de la región y reducir así la incidencia de las enfermedades contagiosas de la piel, especialmente en la población escolar.

La verdad
vs
parte de la verdad

La leyenda negra le atribuye injustamente a los jesuitas esta conducta, pero la verdad sea dicha, el médico puede y debe administrar continuamente este comportamiento, que se resume en que todos sus pacientes tienen derecho a la verdad, pero tan sólo a parte de la verdad. Me explico, el médico tiene que tratar de comprender y penetrar la mente de su paciente y en base a ese conocimiento de su personalidad y carácter, manejar adecuadamente todo lo referente al diagnóstico, pronóstico y tratamiento de su enfermedad.

Por ejemplo, aprendí de mi tío materno, doctor Martín Vegas, que el diagnóstico de lepra no se le puede dar al paciente de sopetón, aunque no tengamos ninguna duda al respecto, pues el "shock", debido a las terribles connotaciones de supuesta enfermedad incurable y mutiladora, contagiosa, etc., puede ser de tal magnitud que lo induzca a quitarse la vida. En cambio, si se va progresivamente informando al paciente de la posibilidad del aciago diagnóstico, es muy posible que lo acepte sin llegar a conductas extremas determinadas por la desesperación. Igual sucede con muchas otras enfermedades de pronóstico sombrío, por ejemplo, el cáncer (en cualquiera de sus formas y localizaciones), o bien las enfermedades degenerativas del cerebro (enfermedad de Alzheimer, enfermedad de Parkinson, etc.)

En lo personal recuerdo muy bien uno de los primeros pacientes privados que tuve al regresar a Caracas después de especializarme en los Estados Unidos, fue un joven con una neuritis del nervio cubital con agarrotamiento de los dedos meñique y anular de la mano. Era bastante obvio que se trataba de un caso típico de lepra tuberculoide y que tenía que idear una estrategia para explicarle detenidamente al paciente en privado las características de su enfermedad y sus consecuencias previsibles, algo nada fácil. El paciente estaba acompañado de su suegra, tenía pocos años de casado y ya tenía tres niños muy pequeños y muy seguidos y vivía todavía "arrimado" casa de los suegros, trabajando duro para poder mantener su familia. Me costó trabajo desprenderme de la suegra para poder hablar en privado con el joven y cuando lo logré y de manera progresiva puse en su mente mi sospecha de diagnóstico, le pedí enfáticamente que tal conocimiento debía quedar como un secreto entre los dos, a lo que se negó rotundamente alegando razones religiosas en la confianza que tenía con su esposa, a quien tenía que comunicarle la verdad de su padecimiento. Cada vez que se negaba a aceptar mis condiciones de "secreto entre los dos", le pedía que lo pensara una semana más y tan solo a la tercera vez accedió a que, aún no estando convencido, aceptaba que yo como médico, teniendo los conocimientos y experiencia, podía interpretar mejor los hechos y por lo tanto se "sometía" a mi "mejor criterio". Así lo traté varios años hasta su completa curación, sin que su enfermedad alterara su relación familiar, su trabajo o el contacto con su esposa e hijos, y cuando en ocasiones sociales lo encuentro ahora casualmente, rodeado de hijos y nietos, como exitoso ejecutivo de una empresa solvente, me llena de felicidad lo que presumo será la suya, con la seguridad de que no se imagina ni remotamente como mi determinación salvó no solo su actual prosperidad, sino aun la estabilidad de su matrimonio y de su relación familiar, ya que lamentablemente el terrible "estigma" de la lepra tan arraigado durante siglos no respeta ni siquiera las firmes convicciones religiosas a que recurría mi paciente.

Medicina hipocrática
vs
iatrogenia

35ª Paradoja

Cuando hablo de medicina hipocrática me estoy refiriendo fundamentalmente a la alocución latina *primum non nocere* ("primero no hacer daño"), atribuida a Hipócrates, y que es la base del ejercicio profesional de la medicina y que es el extremo opuesto de la iatrogenia, o sea aquellas enfermedades originadas por el acto médico.

El connotado polemista Iván Illich (1926-2002)[24] comienza su libro *"Los Límites de la Medicina"*, publicado en 1976 aseverando: *"El establecimiento médico se ha convertido en una amenaza mayor a la salud. El impacto por la incapacidad de control profesional sobre la medicina ha alcanzado las proporciones de una epidemia"*.

El problema es grave y en países donde existen estadísticas confiables nos podemos apercibir de lo que significa actualmente, y se afirma que en Estados Unidos el uso de fármacos sintéticos, prescritos correcta o incorrectamente, causa cerca de 231.000 muertes cada año.

En el libro del doctor Robert S. Mendelsohn, *"Confesiones de un Médico Herético"* encontramos otra cifra aterradora cuando afirma que en Estados Unidos se llevan a cabo 2,4 millones de intervenciones quirúrgicas innecesarias al año, con una pérdida de 12.000 vidas.

"Tales procesos iatrogénicos clínicos incluyen no solo el daño que los médicos infligen con la intención de curar al paciente o de explotarlo; sino también aquellos otros perjuicios que resultan de los intentos del médico por protegerse contra un posible juicio por mal ejercicio profesional. Actualmente dichos esfuerzos por evitar litigios y prosecuciones pueden causar mayor daño que cualquier otro estímulo iatrogénico".

Es posible que sean afirmaciones "tremendistas", pero el rol de las autoridades de salud es demostrar que no hay sustancia en tales acusacio-

---

[24] Filósofo de origen austríaco.

nes, aunque posiblemente se trate de cifras abultadas... exageradas, existe en ello "un grano de verdad" que es necesario examinar con cuidado.

Geof Watts[25] destaca el trabajo realizado hace algunos años por un grupo calificado de médicos del *Boston University Medical Center* en el seguimiento de 800 pacientes allí admitidos, en que pudo comprobarse 290 instancias de desórdenes iatrogénicos (enfermedades que no fueron inducidas por la naturaleza o por la conducta del paciente, sino por los medicamentos o procedimientos indicados por los médicos y en relación con el diagnóstico y tratamiento de los padecimientos por los cuales acudieron al centro hospitalario originalmente); de ellos 76 sufrieron complicaciones mayores y en 15 casos contribuyeron a ser causa de muerte.

No es lo mismo aclarar a un paciente hipocondríaco lo que significa su enfermedad que a un paciente despreocupado e irresponsable, y el médico debe dosificar cuidadosamente su explicación de acuerdo con la relación que supone en el paciente conforme a las características de su personalidad, muchas veces haciendo énfasis en ciertos particulares y otras veces restándoles importancia, para conseguir el mismo efecto, cual es, que el paciente comprenda la naturaleza de su dolencia y cumpla fielmente el tratamiento indicado. El éxito del ejercicio profesional depende en buen grado de la agudeza mental del médico en aplicar los razonamientos e interpretaciones psicológicos adecuados.

Los mecanismos de origen iatrogénico pueden extenderse incluso hasta áreas tan vastas como son medidas de salud pública y medicina preventiva, y como ejemplo es suficiente recordar las reacciones secundarias, incluyendo daños orgánicos permanentes atribuidos a la inmunización con la llamada vacuna triple o DPT (D por difteria, P por *pertussis*, o sea tosferina, y T por tétanos), atribuidas al componente de *pertussis*, tal vez sin fundamento sustentable, por cuanto no han sido retiradas del mercado, pero que han dado lugar a un intenso debate cargado de acusaciones como puede apreciarse en el libro de Harris L Coulter y Barbara Loe Fisher, "*Un disparo en la oscuridad*". Porqué la P en la vacunación DPT puede ser peligrosa para la salud de su hijo.

Una vez introducida una duda en la mente del gran público es difícil despejarla, tal es el caso de la posible relación entre el autismo y las vacunas que contienen timerosal (un conservante tóxico para el sistema nervioso central). Tal sospecha, aunque descartada por varios trabajos cientí-

---

[25] Escritor médico y científico de origen británico.

ficos, y aun cuando ya este químico no se utiliza en la mayoría de las vacunas, ha despertado una actitud negativa para la vacunación de los infantes, que sin duda crea un problema (el riesgo de las enfermedades contagiosas que previenen) mayor que el de la supuesta enfermedad que pudiesen causar.

Antibióticos y anti-virales
vs
bacterias y virus mutantes

La cornucopia de distintos antibióticos, efectivos para tratar diversas enfermedades causadas por bacterias y protozoarios, que siguió al descubrimiento y utilización de la penicilina (1941) no ha cesado desde ese entonces, pero de ninguna manera podemos inferir que es inextinguible. Contrariamente, el potencial mutágeno de bacterias y virus no tiene límites previsibles, por lo que a largo plazo posiblemente sea una batalla desigual en la cual la medicina pierde terreno lenta pero inexorablemente. Semejante razonamiento se puede aplicar a las moléculas antivirales frente a los virus.

Las controversias en relación con procedimientos de medicina preventiva bien establecidos como la vacunación no han cesado, aún en tiempos recientes, como el ejemplo ya mencionado del libro de Harris L Coulter y Barbara Loe Fisher, *"A Shot in the Dark"*, destinado exclusivamente a advertir a los padres del peligro potencial de la vacuna contra la tosferina.

Tal situación ya se explicó en la paradoja anterior y ha dado lugar a infinidad de escritos e incluso organizaciones formales destinadas a informar al gran público sobre los posibles riesgos de la vacunación. Tal controversia ha puesto dudas en los padres de los niños y dificulta la acción preventiva de los pediatras, que continuamente evalúan los beneficios de las inmunizaciones frente a riesgos supuestos, que aunque llegasen a probarse posiblemente en el balance necesario serían muy reducidos.

Medicina curativa
vs
higiene

Aunque son disciplinas distintas, habitualmente están íntimamente ligadas entre sí, especialmente desde que se determinó en forma incontrovertible la influencia determinante de la higiene para mantener una buena salud.

Como bien dice John Pickstone (1944-2014)[26]: "*A menudo pensamos de la medicina como un progreso que fluye a través de la historia reciente. La medicina es parte de una compleja interacción de la historia económica y política. Su futuro, tal como su pasado, en el 'segundo' y 'tercer mundo', tanto como en el Occidente, dependerán de los cambiantes modelos de la riqueza y el poder*".

Imposible estar en desacuerdo con lo que afirma Laurie Garrett[27] en su libro "*Betrayal of trust*", "*Los factores básicos esenciales a la salud de la población son antiguos y no tecnológicos: agua limpia; comida abundante, nutritiva, no contaminada; habitación decente; apropiada posibilidad de deshacerse de agua con residuos y desperdicios; correcto control social y médico de epidemias; acceso difundido —o universal— a los cuidados de salud de madres y niños; aire limpio; el conocimiento de las necesidades de la salud personal administrada a una población suficientemente educada capaz de comprender y usar la información en su vida diaria; y finalmente un sistema de salud que siga la máxima primaria de la medicina — no hacer daño*".

Siempre habrá oportunidad para disentir entre la importancia relativa de esos dos factores como responsables de los beneficios que en general aceptamos para el sector salud, y es que en muchos aspectos son complementarios e inextricables.

---

[26] Fisiólogo e historiador de la ciencia inglés de la Universidad de Manchester.

[27] Periodista científica y escritora estadunidense.

Diagnóstico exacto
vs
tratamiento efectivo

La medicina hizo lentos pero continuos progresos durante siglos, y los médicos fueron acumulando invalorable información acerca de la historia natural de las enfermedades, muy útil para establecer un pronóstico del mal, pero de poco interés práctico para el paciente, interesado exclusivamente en un tratamiento curativo de su padecimiento.

Se cuenta que un hombre tan erudito como Thomas Jefferson (1743-1826) le dijo a Edgard Jenner (1749-1823), refiriéndose al descubrimiento de la circulación por William Harvey (1578-1657), que era *"una hermosa adición a nuestro conocimiento de la economía animal, pero que revisando el ejercicio de la medicina antes y después de esa época, no veo ninguna gran mejoría que se haya derivado de tal descubrimiento"*.

Tal situación se puede aplicar a los demás descubrimientos de la medicina (con la notable excepción de las vacunaciones y tratamientos con sueros) hasta el advenimiento de las sulfas y los antibióticos, a fines de la primera mitad del siglo XX.

Y, junto después de tantas paradojas una ecuación sin incógnitas: salud pública = prevención global.

Ya no es posible pretender disponer de un programa de salud pública que beneficie aisladamente a los ciudadanos en estancos aislados y protegidos, trátese de pueblos, ciudades, estados, naciones, regiones o continentes. Los modernos medios de transporte nos intercomunican velozmente, y como bien se sabe, un enfermo contagioso, en pleno período de incubación, puede transportarse al extremo más distante del globo terráqueo (antípoda) en materia de pocas horas. En cierta forma la reciente epidemia del SIDA ha sido aleccionadora de que no existe un método válido para establecer una "cuarentena" eficaz contra un azote de esta naturaleza.

En lo personal, observé claramente el momento de inflexión en que los líderes de la medicina mundial, en mi caso los más connotados docentes e investigadores en el campo de la dermatología a los que frecuentaba anualmente con motivo de las reuniones de la Academia Americana de Dermatología, quienes pacientemente oían mis alegatos a favor del apoyo de cualquier esfuerzo para ayudar el desarrollo de la especialidad en los países en vías de desarrollo (por ejemplo en África y ciertas partes de América Latina) basándome en la importancia de las enfermedades tropicales que afectaban a sus habitantes, pero con una mirada que me decía claramente: no es mi problema, nada tengo que ver con eso. Y años más tarde, desde la aparición del SIDA, cambiaron diametralmente de actitud y comprendieron claramente que las enfermedades, al menos muchas de ellas, no se atiene a climas ni fronteras. Ese cambio se expresó luego muy claramente en la creación de la Fundación Internacional de Dermatología y su obra en África Oriental (Tanzania).

La moda en medicina
vs
verdades inmutables

Siempre ha habido y seguirá habiendo incursiones de los legos en materias médicas, y no faltan escépticos quienes piensan que tienen la última palabra referente a consejos sobre el estilo de vida. Por ejemplo: *"levantarse temprano y acostarse temprano hacen al hombre saludable, rico y muerto"*. James Thurber (1894-1961)[28].

O bien, quienes han pensado que los médicos deben aplicar en carne propia, lo que no vacilan en recomendar o infligir en la ajena. Por ejemplo: *"médico, sánate a tí mismo"*. San Lucas, el apóstol médico (*la Biblia, Proverbios* 609:25).

La moda afecta y penetra la práctica de la medicina de una manera tan contundente, como la del vestir femenino, aunque es posible que el público no lo advierta durante un determinado período de transición. Así como las sangrías, las sanguijuelas y los lavados colónicos eran prácticas médicas del pasado, cuando inicié mis estudios de medicina, no lo eran las amigdalectomías (acompañadas o no de adenoidectomías), las apendicectomías indiscriminadas, los pneumotórax, los electroshocks o las ventosas escarificadas. Otras modas se han implantado posteriormente, que con toda seguridad, después de un período de popularidad, se extinguirán progresivamente y desaparecerán en el olvido permanente.

---

[28] Escritor y humorista gráfico estadounidense.

La lucha contra la enfermedad
vs
la lucha contra la muerte

Desde que muchas enfermedades tienen un pronóstico fatal (terminan en la muerte) es frecuente asociar las primeras con la segunda, lo que, desde luego, no sucede así la mayor parte de las veces. Sin embargo, es conveniente recordar que James C. Riley[29] ha adelantado el concepto de una sinergia que él denomina "acumulación de insultos". Sabemos que la mayor parte de los episodios de diferentes enfermedades no resultan ahora, como probablemente tampoco lo hicieron en el pasado, en la muerte de la persona. Pero —según Riley— cada episodio de enfermedad, seguido de recuperación deja un cierto residuo (o cicatriz) de daño o debilitamiento en el organismo. Posteriores episodios tienen un efecto acumulativo o sumatorio que llevan eventualmente a la muerte del paciente. Así llega a la hipótesis de que cada nuevo insulto a la salud deja al individuo en el futuro a ser más susceptible a la enfermedad. Todo esto lo lleva a postular que aquellas personas que han gozado de buena salud al comienzo de sus vidas vivirán más tiempo y con más vigor. Las recientes generaciones de médicos han sido formadas para una lucha, sin límites y sin excusas, frente al hecho natural e inexorable que implica la muerte de todo ser viviente, y así atribuirla, en un número significativo de casos, al fracaso del acto médico oportuno y eficaz. Es por tanto natural y explicable que el público en general adopte semejante punto de vista y no acepte la dura realidad del envejecimiento, de las enfermedades degenerativas que lo acompañan, y al final, de la muerte, como la terminación natural del ciclo vital.

La gran ironía de la medicina moderna es que una de las especialidades menos valoradas, la geriatría, ocupa hoy en día la mayor parte de las camas de los hospitales. El problema central de la geriatría, como especialidad médica, es reconocer el hecho de que los seres humanos, al final de

---

[29] Historiador de la demografía de la Universidad de Indiana.

cuentas, somos mortales, y tenemos necesariamente que morir de algún evento terminal, que sigue siendo, como a lo largo de toda la historia, de naturaleza incierta en cuanto a como entenderla y manejarla.

Tal vez la mejor estrategia de salud sea la de tratar de mantener al cuerpo en buen estado, tanto física como mentalmente, hasta poco antes de la muerte. En esta estrategia, la paradoja estriba en que es altamente probable que al aumentar la longevidad del paciente, se potencien sus posibilidades de enfermedades degenerativas e incapacidades mentales. "¿Cuánta gente le agradecería a la medicina semejante obsequio?"

Dispendio
vs
racionalización en la utilización de equipos médicos

El elevado costo de los modernos aparatos de imaginología (tomógrafos y resonancia magnética), al igual que los de radioterapia nos lleva a pensar que debería existir cierta racionalización en su adquisición y utilización, y si ello es cierto cuando se trata del sector público, también es aconsejable en el sector privado, donde es factible llegar a acuerdos de cooperación entre diversas clínicas y hospitales privados. El colega académico Ladimiro Espinoza, para hacer más convincente esa "racionalidad" comparaba los costos de algunos de los aparatos más caros con lo que se podía hacer en otras áreas del funcionamiento de esas instituciones si los fondos se utilizaran en esa otra dirección.

Llegamos a la conclusión de que en esta era de nuevos avances tecnológicos continuos, los especialistas se comportan como niños con juguetes nuevos, y encuentran siempre argumentos convincentes para justificar esas cuantiosas inversiones de aparatos, que juiciosamente utilizados a capacidad podrían servir ciudades y a veces hasta regiones o países. Por otra parte no podemos descartar la posible tentación de indicar indiscriminadamente estos exámenes (queremos pensar que no de estos tratamientos) para "amortizar" los elevados costos incurridos.

Situación parecida ocurre con ciertos nuevos fármacos, que algunas veces tienen costos elevadísimos debido en parte a la inversión realizada en investigación para descubrirlos y desarrollarlos, lo que unido a un mercado limitado, sirve de justificación para explicar precios inaccesibles.

Tiempo de ocio
vs
tiempo de reflexión

Se dice —y probablemente con cierta razón— que las notables contribuciones de los griegos y la civilización helénica a la cultura universal se deben en parte al sistema esclavista prevalente en la época, que permitía a los ciudadanos de las diversas ciudades-estados desligarse de toda actividad doméstica (relegada a los esclavos) y disponer así del tiempo de ocio necesario para meditar, pensar, razonar, discutir y escribir.

Al disminuir o cesar la importancia de la fuerza física (en la que la mujer está en desventaja frente al hombre) con el advenimiento de las máquinas, las diferencias en el sexo en lo que se refiere a trabajo intelectual se han hecho borrosas o han desaparecido por completo, y con el descubrimiento de la computadora, el cerebro humano (masculino o femenino) ha podido confiarle muchas de las tareas analíticas a la máquina, y concentrarse en la síntesis, que parece ser la función superior de ese órgano.

Hay quienes han sugerido que las extremas temperaturas de los países cálidos del trópico son un óbice para la labor intelectual fecunda, y si ello tiene algo de cierto, es posible que el aire acondicionado libere el potencial intelectual de los habitantes de ese amplio sector de la geografía del planeta.

La tesis que asocia el ocio (me refiero al ocio de la actividad física rutinaria y extenuante) a la actividad intelectual, tiene sin duda sus méritos, y una lectura somera de las biografías de los grandes pensadores pone de manifiesto que dispusieron del tiempo (simultáneamente con cierta autonomía económica) para pensar. Lo que un hombre agudo como fue el publicista Carlos Eduardo Frías, captó perfectamente al enunciar que para ser productivo, intelectualmente hablando, "había que comprar la libertad de pensar".

Reflexionando sobre la creatividad de los escoceses alguien puntualizó que debido a la severidad de su clima invernal, durante meses no pueden hacer otra cosa que sentarse frente a la chimenea y "tejer calceta", lo que ciertamente les daba tiempo para pensar. Abraham Flexner (1866-1959), educador, y la persona que ha tenido más influencia en todo lo que se refiere a la educación médica contemporánea (Informe Flexner), no abrigaba dudas al respecto y lo expresó muy claramente al apoyar con convicción y denuedo el sistema de profesores a tiempo completo en las Facultades de Medicina de las universidades, pensando que los docentes así contratados serían capaces de *"dedicar su tiempo y energía al estudio y experimentación cuidadosos, mientras leían en muchas lenguas, conversaban, discutían y reflexionaban sin prisa... por cuanto el médico lidia con el mecanismo más complicado, el cuerpo humano"*.

Este sistema elimina o atenúa la posible codicia de un médico con éxito en su ejercicio profesional privado, al intentar establecer una verdadera industria con sus conocimientos, pues fija cuotas poco flexibles y dentro de tiempos razonables para ese tipo de ejercicio profesional. Tales exageraciones existieron hasta hace poco tiempo y recuerdo a un colega que se vanagloriaba de tener largas colas de pacientes esperándolo a diario para poder consultarlo hasta altas horas de la madrugada. Tal exceso de trabajo "rutinario" ciertamente no induce al pensamiento creativo.

Así me lo comentó en una ocasión en Cambridge uno de los matemáticos más distinguidos de nuestro tiempo, vecino de la casa donde residía, quien contestándome una observación medio-ácida, medio-humorística, de mi parte, referente al tiempo que pasaba en su jardín jugando con un hurón, me contestó muy seriamente: *"Recuerde usted que la Universidad me paga para pensar... y es en esas ocasiones cuando pienso mejor"*.

Tal debería ser el efecto y consecuencia de consideraciones laborales especiales a los docentes, como por ejemplo el llamado "año sabático", que efectiva y razonablemente empleado debería dar lugar al progreso y productividad intelectuales medibles entre los profesores universitarios, algo que todavía está por probarse en nuestro medio.

Muerte cardio-pulmonar
vs
muerte cerebral

El problema se ha planteado seriamente a partir de la década de los años 60, con los avances en las técnicas de resucitación y la posibilidad de trasplantes de órganos vitales. En tiempos pasados la gente tenía una comprensible aprehensión a que "por error del diagnóstico de muerte definitiva e irreversible pudiesen ser "enterrados vivos"; actualmente se preocupan más por la posibilidad de ser "desmembrados" (en el sentido de ser desprovistos de algún órgano vital) antes de que el corazón y los pulmones hayan dejado de funcionar, considerando la posibilidad de recuperarse de un coma cerebral, ya que la definición aceptada de la muerte, ha cambiado de la cesación de los latidos cardíacos y la respiración (que pueden ser mantenidos artificialmente con las máquinas apropiadas) por la de muerte cerebral, determinada por dos electroencefalogramas planos sucesivos (sin actividad).

Balance de la salud:
dieta vs estilo de vida vs medio ambiente

Como en otras tantas aparentes paradojas se trata de tres factores que en forma intricada compiten y colaboran entre sí por la buena salud del individuo.

Es bien conocido que las expectaciones referentes a salud de la gente que vive en los países ricos e industrializados del Norte son mucho mayores que aquellas de los pobres de los países del Sur, y se explotan con evidente éxito económico (para los facultativos que las practican) muchas ideas —sin basamento científico—, con la promesa de detener o incluso hacer reversible el envejecimiento y restaurar una belleza física perdida.

La verdad es que el "apetito social" por la salud no tiene límites conocidos y es famoso el *dictum* del político británico Enoch Powell (1912-1998), cuando fue ministro de salud, afirmando, *"virtualmente no existen límites a la cantidad de cuidados a la salud que un individuo es capaz de absorber"*.

Historia de la medicina
vs
historia de la sociedad humana en su esfuerzo de controlar los problemas de salud y enfermedad

En verdad no se trata de una paradoja, sino de ópticas diferentes, que a la postre deben integrarse pues tienen objetivos idénticos. La tendencia actual a enfocar la historia de la medicina desde el punto de vista del médico), tal como lo han hecho Henry E. Sigerist (1891-1957)[30] y Roy Porter (1946-2002)[31], constituye un cambio de actitud saludable y una orientación apropiada por cuanto *"es el paciente, o mejor aún, el hombre saludable o enfermo, el objeto de todas las acciones del médico"*.

---

[30] Médico de origen francés, historiador de la medicina.

[31] Historiador de la medicina británico.

La descalificación del médico:
artesano vs tecnólogo

Para uno de los más duros e implacables críticos de la medicina contemporánea, el controversial filósofo y sociólogo de origen vienés, Iván Illich (1926-2002), *"con la transformación del médico de un artesano que ejerce una habilidad en individuos a quienes conoce personalmente, en un técnico que aplica normas científicas a toda clase de pacientes, el mal ejercicio profesional adquirió un rango anónimo, casi respetable"*.

La mezcla es pues compleja pues tiene ingredientes de artesanía y tecnología innegables y deseables, que los médicos preferimos calificar de arte y ciencia, aunque en verdad son dos pilares reales, que se complementan mutuamente y que sirven de fundamento a la medicina.

Progreso médico
vs
progreso socio-económico

Hacerse la ilusión de que se pueden lograr progresos y avances en el terreno de la salud pública o aun en el ejercicio privado de la medicina en forma aislada no es más que una quimera. El entorno en el que opera la medicina hace de ella una actividad más o menos efectiva. El contexto socio-político y cultural es crucial, tanto para permitir a la medicina desarrollarse institucionalmente como para lograr su trasplante exitoso en sitios donde no ha emergido espontáneamente.

Una de las razones del aparente triunfo de la civilización occidental sobre otras culturas contemporáneas (japonesa, china, hindú) estriba en la efectividad de su medicina. Todos los contactos iniciales entre la medicina occidental y sus posibles rivales, demostraron sin lugar a dudas su superioridad en resultados basada en su orientación científica.

Colaboración con la industria farmacéutica
vs
conflicto de intereses con la profesión médica

El enorme desarrollo de la industria farmacéutica ha necesitado siempre de una íntima relación de trabajo con la clase médica, especialmente con los docentes universitarios, es decir, con el llamado sector académico de la profesión, en relación con la evaluación de la efectividad de nuevos fármacos.

Dada la magnitud de los negocios de la industria farmacéutica y de los costos involucrados en desarrollar una nueva droga (estimados entre 300 y 600 millones de dólares, algunos analistas los llevan a mil y más millones), incluyendo los ensayos terapéuticos en pruebas clínicas, es fácil colegir las significativas cantidades invertidas en este segmento tan importante en la futura comercialización de un nuevo medicamento. La aprobación eventual de las autoridades sanitarias depende en buena parte de esas evaluaciones, de la metodología utilizada, así como de la seriedad y buena reputación de los médicos que han llevado a cabo la evaluación y de las instituciones para las que trabajan. En Estados Unidos se estima que por cada día de retardo en la aprobación de la *"Food and Drug Administration"* (FDA), el fabricante pierde en promedio 1,3 millones de dólares.

La dependencia financiera de este tipo de estudios en la largueza y los intereses muy bien definidos de la industria farmacéutica son bien conocidos y se estima que el 70% de los fondos utilizados en ensayos clínicos de medicamentos proviene de dicha industria. Son numerosas las publicaciones sobre trabajos sin mérito en este sector, y lo que es peor aún, mal conocidos o con información amañada, con el objeto de promover indebidamente algún producto farmacéutico.

Es un área que debe ser continuamente monitoreada por el gremio médico para evitar excesos, abusos y desviaciones, en un campo donde existen evidentes incentivos económicos que pueden generar una amplia gama de actos en esencia corruptos. Se han cuestionado seriamente los fundamentos éticos de las pruebas clínicas con placebos como control, aludiendo para ello una interpretación de la declaración de Helsinki, de donde se puede inferir que las pruebas con placebos como control faltan a la ética, cuando afirma: *"En cualquier estudio médico, todos los pacientes —incluyendo aquellos de un grupo de control—, deben tener la seguridad del mejor método diagnóstico y terapéutico probados"*.

Cuando llevamos a cabo uno de estos ensayos sabemos *a priori* que la mitad de los casos tratados (aunque deliberadamente no podamos identificarlos con certeza) está recibiendo un placebo (sin valor terapéutico alguno) y por tanto dejando de ser tratado con un fármaco que pueda curar o mejorar su dolencia, un problema de orden ético insoluble y que ha sido cuestionado con argumentos de peso, por cuanto *"no hay ninguna circunstancia bajo la cual un tratamiento efectivo pueda ser retenido"*.

Hay quienes piensan que los ensayos controlados con placebos son innecesarios, puesto que tan sólo prueban diferencias significantes con el placebo y no hay mejoría sobre la línea basal.

Las relaciones entre la industria farmacéutica (e incluso con los fabricantes de equipos médicos y hospitalarios) y los médicos son esenciales para el progreso de la medicina, pero pueden generar conflictos de interés y deben ser manejadas con integridad y transparencia.

A título anecdótico y personal recuerdo la visita como paciente de un alto ejecutivo de la industria farmacéutica de Venezuela, que teniendo cierto grado de confianza me expresó sus quejas del gremio médico, que proponía y a veces hasta exigía, aparte de las consabidas contribuciones para congresos, seminarios, jornadas y demás eventos de carácter educacional, fondos para construir instalaciones deportivas (por ejemplo, piscinas) en las sedes de los colegios médicos a nivel nacional. Me le quedé viendo fijamente y le contesté: "Aparte de esos donativos para reuniones científicas, en las cuales ustedes tienen un manifiesto interés, para dar a conocer vuestros productos, dime en verdad, ¿qué han hecho ustedes por el progreso científico de la medicina en Venezuela?". De esta conversación salió la iniciativa de la Fundación Vargas, que tuvo un papel importante en el apoyo a la investigación clínica, y que desapareció más tarde, sin razones válidas, para correr la suerte de aquellas instituciones que mueren por desgaste o anacronismo.

Diferencias genéricas:
médicos hombres
vs
médicos mujeres

Hoy día en el que muchas Facultades de Medicina tienen igual cantidad de estudiantes de ambos sexos y algunas veces, aun más estudiantes del género femenino que del masculino, es difícil pensar que hasta finales del siglo XIX le estaba vedado a las mujeres estudiar nuestra profesión.

Al igual que sucedía con todas las carreras profesionales con estudios universitarios, y es que no se concebía hasta hace poco más de un siglo que las mujeres pudiesen estudiar y luego ejercer las profesiones liberales. Esa fue una de las metas y reivindicaciones del movimiento feminista, lograda con mucho esfuerzo y en un lapso de muchos años. Aunque existen abundantes ejemplos desde la antigüedad de notables mujeres que ejercieron como curanderas y parteras, muchas de ellas pagaron muy caro por su supuesta osadía siendo objeto de implacables persecuciones, y acusadas -muchas veces injustamente-, de brujas y hechiceras terminaron quemadas vivas en la hoguera.

Eventualmente la demonomanía fue "medicalizada" y sus supuestas manifestaciones pasaron a ser consideradas como síntomas de enfermedades mentales (histeria, etc.)

La primera mujer que obtuvo el grado universitario de médico fue Dorotea Christiane Exleben-Leporin (1715-1762), de la pequeña ciudad prusiana de Quedlinburg, hija del médico local, quien pidió permiso al rey de Prusia, Federico El Grande, en 1740, para cursar sus estudios médicos en la Universidad de Halle, y después de muchas vicisitudes (matrimonio, maternidad, etc.) finalmente obtuvo su título en 1754. Esto no pasó de ser un mero accidente —un caso aislado en toda Europa—, pues careció de consecuencias ulteriores por muchos años.

Los argumentos utilizados para impedir a las mujeres ejercer la medicina eran supuestamente específicos a su género, argumentos sin ningún peso, tales como la incapacidad mental y física debido a la menstruación, falta de fortaleza física, incapacidad por el embarazo y lactancia, inferioridad mental debido a un cerebro de menor tamaño, y la queja habitual de que la labor médica arrebataba el sexo a la mujer.

En el mundo de habla inglesa la primera mujer en recibir su doctorado en medicina fue la norteamericana, Elizabeth Blackwell (1821-1910), quien recibió su grado en el Geneva College en el Estado de Nueva York en 1849.

Sin embargo, para los venezolanos es interesante señalar que el Dr. James Miranda Barry (1795-1865), graduado de médico en la Universidad de Edimburgo en 1812, precisamente en la época de mayor fama de esa Escuela de Medicina (allí acudió, casi simultáneamente, a perfeccionar sus estudios médicos y en las ciencias básicas el gran médico venezolano José María Vargas -1786-1854), realizó una brillante carrera profesional como médico militar (introdujo importantes reformas en el servicio), en diferentes colonias británicas, que terminó con el rango de inspector general (equivalente al de general), y sólo al morir se puso en evidencia su sexo femenino. Existe amplia evidencia de una íntima relación con el general Francisco de Miranda (1750-1816), precursor de la independencia latino-americana, comenzando por su nombre de pila y la dedicatoria de su tesis doctoral, y Ruth Bowden (1915-2001, médico inglesa, profesora de anatomía de la Escuela de Medicina del Royal Free Hospital de Londres) ha ahondado más esta relación atribuyéndole a Miranda la paternidad de Barry (lo que queda plasmado en la reciente novela de Patricia Duncker – 1951-).

Aún en mis días de estudiante de medicina, cuando ya había un pequeño grupo de compañeras de estudio, recuerdo los comentarios del querido y admirado profesor de anatomía, José Izquierdo, cuando dirigiéndose (entre vera y broma) a las muchachas estudiantes les decía que esperaba que no viniesen a "calentar sillas" a la escuela de medicina, refiriéndose directamente al hecho de que pensaba que muchas de ellas después de graduarse (utilizando un "cupo" en el limitado acceso a los estudios médicos), para al casarse y tener hijos, abandonar el ejercicio de la medicina.

La tendencia a nivel mundial es la de que la matriculación en las escuelas de medicina los dos sexos se comportan como en la población en general, mitad hombres, mitad mujeres. En Estados Unidos los ingresos a las escuelas de medicina por parte de las mujeres, aumentaron gradualmente del 30,8% el año 1981-1982 al 47,8% el año 2001-2002.

La totalidad de médicos en los Estados Unidos se estima en 836.156, de los cuales 205.903 son mujeres, o sea el 24,6% (año 2001). Esta cifra irá desde luego aumentando progresivamente con los años, para llegar a la igualdad entre los sexos, algo que ya se observa en el rango de Profesor Asistente de las Facultades de Medicina, donde las mujeres ya ocupan el 50,1% de los cargos disponibles (contra el 10,7% en la jerarquía de Profesor Titular).

Es pues una paradoja del pasado, que encontró su corrección con el tiempo, ya que actualmente no existe quien abogue por una discriminación del sexo femenino en lo que se refiere al estudio y ejercicio de la medicina, ni siquiera en un país musulmán fundamentalista como Irán, que visitamos en 2001, encontrando un gran número de muchachas (cubiertas las cabezas con sus pañoletas negras, el "shador") estudiando medicina y trabajando activamente en todos los hospitales.

El auge
vs
el desplome de la medicina

Parafraseando al escritor e historiador británico Edgard Gibbon (1737-1794) en su clásico libro *"La Historia del Declive y Caída del Imperio Romano"* en cinco volúmenes (1776-1788), el escritor médico británico, ya mencionado, James Le Fanu, ha publicado, como hemos mencionado antes, un libro de gran interés donde hace un inteligente análisis de los grandes logros de la medicina contemporánea, en los años que siguieron a la II Guerra Mundial, entre los cuales podemos mencionar las grandes batallas ganadas a enfermedades tales como la viruela, la difteria y la poliomielitis, y el hallazgo de medicamentos para controlar el progreso de la enfermedad de Parkinson, la artritis reumatoide y la esquizofrenia, y al mismo tiempo se hicieron posibles las operaciones de corazón abierto, trasplantes de órganos y niños de probeta. Tres décadas más tarde dejaron de producirse esos espectaculares avances y las promesas de las teorías sociales de la medicina, genética y deducciones estadísticas no han producido los resultados esperados.

Los "doce momentos definitivos" de innovación médica reciente son identificados como los descubrimientos de la penicilina, cortisona, estreptomicina, clorpromazina, cuidado intensivo, cirugía de corazón abierto, reemplazo de cadera, trasplante de riñón, control de la hipertensión (y prevención de accidentes cerebro-vasculares), cáncer en los niños, niños de probeta y la importancia de *Helicobacter.*

Al lado de estos momentos estelares, Le Fanu manifiesta muy poco optimismo de que la biología molecular realmente nos conduzca —tal como opinan muchos analistas— a formas más racionales de tratamiento o incluso a la prevención de enfermedades comunes.

Opuestamente el médico norteamericano William B. Schwartz (1923-2009)[32] en su libro *"La Vida sin Enfermedades: la Búsqueda de la Utopía Médica"*, cuyo optimismo acerca del potencial de la biología molecular y la genética es compartido por sir John Maddox (1925-2009)[33] en *"Lo que Permanece por ser Descubierto"*.

---

[32] Médico nefrólogo estadunidense.

[33] Científico inglés, editor de la influyente revista *Nature* durante 12 años.

Muerte esperada
vs
muerte prematura

El concepto de "años potenciales de vida perdidos" (APVP) es un indicador de importancia y las estrategias médico-asistenciales deben darle la prioridad que merece tomando en cuenta su importancia económica.

Efectivamente toda estrategia de los organismos responsables de la salud pública de un país, tal como lo anota el doctor Rómulo Orta Cabrera en su trabajo referido a Venezuela, debe darle la importancia que merece a este índice, que pone de manifiesto la pérdida de cientos de miles de años de vida (pasaron en Venezuela de 474.819 en 1985 a 982.568 en 1995), y que *"sin embargo, para el año 2000, los programas del Ministerio de Salud y Desarrollo Social privilegiaban la atención maternoinfantil y la distribución de anticonceptivos"*.

El mejor cuidado (atención) médico
vs
el cuidado médico ordinario

Según muchos observadores existe una brecha —en continuo crecimiento—, entre "el mejor cuidado médico disponible" y el cuidado médico de rutina, común u "ordinario".

Es el eterno dilema de la medicina. Sus servicios tienen un costo, por cierto cada día que pasa más elevado, y aunque los médicos como individuos, a través de la historia, han intentado siempre, usando los más variados expedientes, llevar la mejor atención médica a los más humildes, los pobres, quienes carecen de recursos económicos para pagar esos servicios, siempre están a la zaga y ya no es posible pretender que tal realidad social es responsabilidad de cada cual y no de la sociedad como un todo.

Aunque todos los programas de seguridad social están destinados a cerrar la brecha entre "los que tienen y los que no tienen" y en algunos países desarrollados (sobre todo los países del Norte de Europa) la calidad de los servicios médicos entre quienes pagan adicionalmente por servicios privados y los disponibles en forma gratuita al gran público son aproximadamente del mismo nivel, siempre hay una diferencia a favor de quienes tienen los medios económicos para pagar por la opción de la medicina privada ... basta comparar las listas de espera para intervenciones quirúrgicas en el Servicio Nacional de Salud de Gran Bretaña, con la rapidez con que pueden proceder quienes tienen los medios para pagar un seguro privado o directamente los honorarios de hospitales y facultativos.

El eterno conflicto:
ontologistas vs fisiologistas

Desde tiempo inmemorial en la historia de la medicina se ha dado una profunda discrepancia filosófica entre quienes creen que la enfermedad tiene una entidad propia y actúa autónomamente ("ontologistas"), y quienes por el contrario piensan que enfermedad y enfermo forman una unidad inseparable y que por tanto el concepto de enfermedad no puede existir aislado del enfermo ("fisiologistas"). Es interesante señalar que estas dos ideas basculan como un péndulo a lo largo de los siglos, al menos en la historia de la medicina occidental, y podemos ver como en diferentes épocas se ha favorecido una u otra tendencia.

En realidad el asunto es bastante más complejo y el concepto de enfermedad ha evolucionado con el tiempo y existen diversos modelos interpretativos. Los más conocidos son:

1. **Ontologismo nosológico y reactivismo:** Sostiene, como ya explicamos, que la enfermedad es algo extraño al indiduo. Lo ataca, lo penetra, lo enferma y eventualmente puede hasta terminar con su vida. El reactivismo entiende la enfermedad como una reacción del organismo.

2. **Modelos holísticos y reduccionistas:** El holístico entiende la enfermedad como una reacción global, o sea que afecta tanto al cuerpo como a la mente. Los modelos reduccionistas piensan que la enfermedad tiene una localización limitada y precisa, con alteración anatómica o funcional. Por otra parte cuando el foco se centra en la enfermedad se habla de:

a. modelo anatomopatológico,

b. modelo fisiopatológico, y

c. modelo etiopatogénico.

Y cuando se trata de incorporar el sujeto en el concepto de enfermedad surgen:

1. el modelo caracterológico,

2. el modelo psicosomático,

3. el modelo psicoanalítico,

4. el modelo psicosocial, y

5. el modelo antropológico.

A la postre será necesario hacer una síntesis de estos y otros factores para poder entender cabalmente la enfermedad actuando sobre el ser humano.

La calidad de la medicina:
problema técnico
vs
asunto cultural

Connotados críticos de la medicina norteamericana piensan que el principal problema que allí se confronta es de carácter cultural y no de tipo tecnológico, como es frecuente aseverar, sin estudiar a fondo el caso.

Recuerdo que hace años se dio el caso en el estado Táchira de niños severamente enfermos, hospitalizados por desnutrición (un síndrome semejante al denominado "kwashiorkor" en África del Sur, que ocurre en niños alimentados exclusivamente con maíz, grano que es deficiente en dos aminoácidos esenciales, lisina y triptófano).

Se pudo establecer que esa alimentación deficiente no resultaba del factor más obvio que era el de la pobreza de la población, sino de un problema de carácter cultural, ya que las madres tenían la costumbre de alimentar a los infantes exclusivamente con una especie de "atol" de maíz, situación que explicaba claramente la epidemiología de la enfermedad, y la posibilidad de controlarla y curarla con un buen programa de educación sanitaria.

El Instituto Centroamericano de Nutrición (INCAP), diseñó hace varias décadas una harina de maíz fortificada con harina de pescado, etc. (la llamada "Incaparina"), para resolver un problema de parecida naturaleza en Guatemala, y la Fundación Rockefeller en Cali, Colombia, logró, mediante manipulaciones genéticas, encontrar un híbrido de maíz, el llamado maíz Opaco 2, con una cantidad suficiente de lisina y triptófano, sin que ninguna de las dos estrategias empleadas —de suplantar el maíz corriente por otro parecido pero convertido en "alimento completo"—, hayan tenido el éxito definitivo que de ellas se esperaba, pues vencer las barreras culturales es mucho más difícil de lo que a menudo se piensa.

Contribuciones de los médicos a la medicina
vs
contribuciones a otras ramas de la cultura universal

Obviamente la sociedad espera de los médicos contribuciones, innovaciones, investigaciones, descubrimientos e inventos en ese campo para el cual se han formado. Sin embargo, ya hemos visto la notable importancia de descubrimientos médicos o de interés a la medicina, hechos por científicos no médicos (Pasteur, Roentgen, Curie, etc.)

Si recordamos que desde su creación en la Edad Media, y durante siglos posteriormente, las universidades después del grado inicial en artes, ofrecían tan solo tres oportunidades para estudios de posgrado, en teología, medicina y leyes, es fácil colegir que aquellas personas interesadas en ciencias estudiaran medicina.

Enumerar tan solo aquellos graduados en medicina que se destacaron en otros campos del saber sería objeto de un libro, como en efecto ya ha sido publicado por T. K. Monro (1865-1958)[34], donde hay un listado de más de 500 personajes. Algunos fueron capaces de ejercer activamente la medicina y realizar importantes contribuciones en otras disciplinas; otros, después de estudiar medicina se dedicaron a las actividades donde alcanzaron la fama y prestigio universales. Sin embargo, es posible que los estudios médicos hayan ejercido influencia perdurable en su pensamiento y obra posteriores. Pero, como es lógico suponer, también ha habido doctores que se distinguieron por actividades poco recomendables o ilícitas.

Por razones de espacio nos limitaremos a mencionar solo los más famosos de la primera categoría.

Ciencias: Nicolaus Copernicus (1473-1543), Robert Boyle (1627- 1691), Robert Brown (1773-1858), Carl Linnaeus (1708-1778).

---

[34] Médico escocés, profesor de la Universidad de Glasgow.

Literatura: Francois Rabelais (1494-1553), John Keats (1795-1821), Oliver Wendell Holmes (1809-1894), Axel Munthe (1857-1949), sir Arthur Conan Doyle (1859-1930), Anton Pavlovich Chekhov (1860-1904), William Somerset Maugham (1874-1965), sir Geoffrey Langdon Keynes (1887-1982), Archibald Joseph Cronin (1896-1981).

Iglesia: 29 santos y mártires médicos. Los más conocidos, San Lucas (Evangelista), los mártires San Cosme y San Damián (303 DC), y San Pantaleón (305 DC). Hubo incluso un papa médico, Petrus Julianus (1215-1277), profesor de medicina en Siena, electo papa en 1276 bajo el nombre de Juan XXI.

Hasta existió un médico deidificado, Imhotep (2850 AC) en el antiguo Egipto.

Misioneros y exploradores: David Livingstone (1813-1873) y Albert Schweitzer (1875-1965).

Filosofía: Maimonides o Moses ben Maimón (1135-1204), John Locke (1632-1704), William James (1842-1910).

Música: Alexander Porfiryevich Borodin (1833-1887).

Política: Jean Paul Marat (1743-1793), Rudolf Virchow (1821- 1902), Georges Benjamin Clemenceau (1841-1929), Sun Yat-Sen (1866-1925).

Entre los estudiantes de medicina famosos, que no llegaron a graduarse y a ejercer la medicina, están Galileo Galilei (1564-1642), Johan Wolfgang Goethe (1749-1832), sir Humphry Davy (1778- 1829), Hector Berlioz (1803-1869), Charles Robert Darwin (1809- 1882), sir Francis Galton (1822-1911), y Bertolt Brecht (1898-1956).

En Venezuela podemos recordar, entre muchos otros, a José María Vargas y Jaime Lusinchi (en política), Lisandro Alvarado (ensayista), Arístides Rojas (historiador), Blas Bruni Celli (historiador), y a Francisco José Herrera Luque (novelista).

El derecho de los inválidos y enfermos a recibir asistencia
vs
el derecho del médico a tratar

Todo lo relacionado con experimentación en humanos ha sido materia de interés para los médicos y para el público en general, durante siglos, y varios son los modelos propuestos, el modelo de la regla de oro (de James Gregory en 1804), "*Nunca llevar a cabo un experimento en alguien, que uno mismo no quisiera lo realizarán en su propia persona, o en aquellos seres más queridos, si usted o ellos estuvieran en la misma situación que sus pacientes*"; el modelo de laboratorio (Claude Bernard en 1865); el modelo de salud pública/medicina militar (Walter Reed en 1900) y el modelo del paciente (Albert Moll en 1902).

Fue el médico alemán Albert Moll (1862-1939) quien, en su libro sobre ética médica (*Aerzliche Ethik*) publicado en 1902, desarrolla la idea de que existen estos dos derechos recíprocos, después de estudiar más de 600 casos, y propone los principios morales (del "paciente como modelo") que deben regir la experimentación médica en humanos, como sigue:

1. Cada experimento debe maximizar los beneficios potenciales y minimizar los riesgos.

2. El riesgo debe ser sopesado en relación al beneficio médico en lugar del beneficio científico.

3. Todas las posibles pruebas de laboratorio y pruebas en animales deben ser realizadas previamente a la experimentación en humanos.

4. Los candidatos deben dar su consentimiento informado.

5. El consentimiento por escrito debe ser solicitado y obtenido antes de procedimientos relativamente invasivos.

6. El consentimiento por escrito no convierte en sí mismo a un experimento indebidamente riesgoso en ético, ni el consentimiento justifica la repetición de los experimentos.

7. Hay grupos particulares que son inapropiados para la experimentación, por ejemplo, quienes están muriendo, aquellos que esperan la pena de muerte, varias categorías de personas "institucionalizadas" y los niños. La protección de quienes se están muriendo es una preocupación recurrente, sugiriendo que hubo una explotación bastante frecuente de este grupo.

8. Los resultados experimentales deben ser informados con toda veracidad.

9. Los resultados de las investigaciones deben ser adecuadamente publicados. Moll se preocupó acerca del poder monopolístico de los editores de revistas científicas.

10. Los experimentos deben ser conducidos siempre por grupos competentes con responsabilidades claramente definidas.

Básicamente es el modelo adoptado actualmente, estimulados de cierta manera por el conocimiento de los horrores sobre experimentación en humanos durante el régimen nazista en Alemania, puestos de manifiesto en los juicios de Nuremberg (1946).

En la década de los años 60 tanto la *"British Medical Association"* (1963) como la *"American Medical Association"* (1966) publicaron sus respectivas guías para experimentación en humanos.

La *Asociación Mundial de Médicos* produjo por su parte en 1964 (revisada en 1975) la llamada Declaración de Helsinki, colocando el modelo del paciente en el lugar que legítimamente le corresponde, *"La salud de mi paciente será mi primera consideración"*, *"La preocupación por los intereses del sujeto debe siempre prevalecer sobre los intereses de la ciencia y la sociedad"*.

Conocimientos médicos actualizados
vs
conocimientos médicos adquiridos en la escuela de medicina

Con el crecimiento explosivo de los conocimientos científicos y especialmente los conocimientos médicos, se ha hecho indispensable encontrar los medios y maneras de mantener actualizados a los médicos en ejercicio, ya que no basta el hecho de que hayan estudiado medicina, se hayan graduado y hayan obtenido una licencia para ejercer en un determinado momento. Al pasar pocos años los conocimientos adquiridos en las aulas y hospitales de las facultades de medicina ya son obsoletos, y los organismos científicos y gremiales de la medicina deben velar porque todos sus asociados mantengan sus conocimientos al día. Durante años este interés por renovar los conocimientos se dejó al libre arbitrio de cada profesional, y los que tenían más éxito en su ejercicio eran casi siempre quienes compartían la docencia con la praxis de la medicina, quienes tenían nombramientos en los hospitales públicos universitarios, quienes publicaban, quienes asistían a congresos y reuniones científicas, quienes llevaban trabajos y contribuciones a esas reuniones, quienes eran reconocidos y formaban parte de las más prestigiosas asociaciones científicas. Pero hoy en día todo eso no basta, y los organismos reguladores de los países más avanzados han introducido claras reglas que los médicos deben cumplir para mantener sus licencias para ejercer la profesión. Algunas de estas reglas son "voluntarias" pero en la práctica le es muy difícil mantenerse activo a un facultativo que no las observe fielmente.

En los Estados Unidos las organizaciones profesionales como la *"American Medical Association"*, el *"American College of Physicians"*, el *"American College of Surgeons"* y los *"Boards"* de las diferentes especialidades han desarrollado una gran variedad de programas de "educación médica continuada", de manera de facilitar la adquisición de nuevos conocimientos y mantener al día en cada rama de la medicina a todos sus asociados.

La "recertificación" es ya un hecho aceptado, algo que sin duda se impondrá gradualmente en otros países, y los programas multimedia "en línea" permiten a los médicos estudiar desde sus casas o consultorios, los días y las horas que les sean más cómodos.

Las controversias científicas se resuelven por: conclusión por argumentación de peso
vs
conclusión procedimental
vs
conclusión por muerte natural
vs
conclusión por negociación

Vecina e interrelacionadas a las controversias científicas, especialmente a las biológicas, están las controversias médicas. Por ello debemos mencionar, aunque muy brevemente, que existe una insondable diferencia en la forma como se solventan estos problemas que afectan profundamente a la sociedad contemporánea.

Tom L. Beauchamp (1939-)[35], ha tratado el tema en el capítulo "*Teoría ética y el problema de la conclusión*" en el libro "*Controversias científicas*".

Se trata de un problema filosófico complejo, que ha encontrado en épocas diferentes y en culturas distintas, soluciones diversas.

Se llega al primer tipo cuando se encuentra una posición "correcta"; al segundo mediante procedimientos de arbitraje (por ejemplo legales); el tercero cuando el interés en un determinado asunto sencillamente declina; y el cuarto a través de un compromiso negociado.

Es típico de la sociedad norteamericana contemporánea encontrar la resolución de conflictos —en el área científica, en la médica y en muchas otras—, en la negociación, donde generalmente se encuentra una solución aceptable entre dos extremos opuestos. En cambio en los países que han adoptado el comunismo, tal como sucedió reiterativamente en la de-

---

[35] Filósofo estadounidense.

saparecida Unión Soviética, siempre se terminaba la controversia mediante el primer método.

La investigación biomédica:
deber del Estado
vs
aporte de instituciones filantrópicas

59ª Paradoja

Lo que nos enseña con toda claridad el mundo actual, es que cuando una sociedad acepta como una de sus primeras prioridades los problemas de la salud, debe buscar fórmulas adecuadas y prácticas para permitir que el sector público y el privado trabajen en forma cooperativa en su solución. Ya hemos visto el evidente éxito que ha tenido los Estados Unidos, como nación, en encontrar en la negociación el método adecuado para resolver conflictos, aun en el área científica, donde a primera vista la verdad es una y no admite discusiones.

La deuda que tiene el desarrollo de la medicina científica norteamericana con la filantropía privada, y sus obvias consecuencias a nivel mundial, tiene una inmensa importancia.

Los grandes "barones" y billonarios de la industria estadounidense, muy concretamente John D. Rockefeller (1839-1937) y Andrew Carnegie (1835-1919), tenían en común un sentido ético relacionado con las enormes fortunas que su trabajo, sagacidad y el explosivo desarrollo económico de su país les permitió acumular, y al final de sus vidas sintieron la necesidad de revertir parte considerable de los fondos obtenidos en obras de interés social perdurables. De allí nacieron las grandes fundaciones que llevan sus nombres, y que sin la menor duda son las razones válidas para hacerlos "inmortales" en el recuerdo de las sociedades beneficiadas por sus acciones. Esas nuevas instituciones encontraron muy pronto que el mayor beneficio que podían hacer a la sociedad, se lo brindaban las oportunidades existentes en apoyar el desarrollo del sector salud. Ese fue también el origen de la Fundación Wellcome (*"Wellcome Trust"*), establecida por el farmacéutico sir Henry Welcome en 1903, ciudadano británico de origen estadounidense, quien dado el origen de su fortuna (la naciente industria farmacéutica), era lógico que la ligara indisolublemente a la medicina.

La más conmovedora e instructiva historia que he oído al respecto, se relaciona con la manera como John D. Rockefeller[36], se interesó en adoptar el desarrollo de los estudios e investigaciones médicas para sus proyectos filantrópicos. Según esa versión, Rockefeller se asesoró con un amigo religioso, quien acababa de terminar de leer el libro de texto de medicina de sir William Osler, tal vez uno de los libros de medicina más populares e influyentes del último siglo, y quedó —al igual que sus decenas de miles de lectores, entre estudiantes de medicina, médicos y sorpresivamente, muchísimos legos, dadas las cualidades literarias de la obra—, en el casi total "nihilismo terapéutico" de un hombre de la talla científica y moral de Osler. De allí se derivaba una conclusión muy obvia; la medicina científica había evolucionado positivamente en la segunda mitad del siglo XIX, pero ese desarrollo no guardaba relación con la orfandad terapéutica prevalente. En este sentido, el tratado de Osler, abrió los ojos de muchas personas referente a la necesidad (y al mismo tiempo, oportunidad, por el desafío existente) de fortalecer la educación y la investigación médica. Es a todas luces evidente que esa inyección de fondos y ese interés de las nuevas fundaciones por apoyar la investigación médica, produjo y sigue produciendo las favorables consecuencias que todos conocemos y que eventualmente llevaron a la era de los "milagros médicos" ya mencionados en la época de la última posguerra. Todo ello se tradujo eventualmente en un aumento del interés público por todo lo relacionado con la salud, y por tanto en su eventual adopción por los políticos que se convencieron en las bondades de apoyar las instituciones médicas, en establecer aquellas que se necesitaban y encontrar los mecanismos más efectivos para apoyar económicamente todo lo relacionado con el sector.

En la actualidad esa tendencia persiste gracias al interés de Bill Gates (1955-) y su fundación en los temas de salud pública.

---

[36] Empresario petrolero estadunidense fundador de la *Standard Oil*.

Medicina occidental
vs
Medicina oriental (china, hindú, islámica)

La medicina occidental realmente no tiene actualmente rivales de consideración, y sus tecnologías, debido a su demostrada efectividad (por ejemplo, la utilización de los antibióticos en una amplia gama de enfermedades infecto-contagiosas), son aceptadas sin mayor discusión en todas partes del mundo, y han contribuido a establecer una predominancia sin reservas de la ciencia y la tecnología occidentales. Las antiguas culturas orientales (especialmente la china, japonesa, coreana, hindú e islámica), con algunas vacilaciones, han tenido que aceptar esa superioridad —un tanto incómoda por las inferencias obvias en las más diversas áreas de la cultura—, pero siempre tratando de mantener intactas la mayor parte de sus tradiciones y costumbres. En el caso concreto de la medicina, se busca siempre combinar hábilmente la tecnología occidental con la medicina tradicional de cada país.

Literatura médica científica
vs
literatura médica de divulgación

La divulgación de los conocimientos médicos a los profesionales se hace a través de libros y revistas científicas. Antes de la invención de la imprenta con tipos removibles por Johannes Gutenberg (1395-1468)[37], alrededor de 1450, los libros en forma de rollos de papiro, pergamino, tabletas de arcilla cocida, etc., eran pocos, costosos (tenían que ser copiados a mano) y su acceso limitado a unas pocas personas instruidas e interesadas. Todo ello cambió radicalmente a mediados del siglo XV con el advenimiento de la imprenta. Los libros de los clásicos fueron traducidos del griego al árabe y al latín y más tarde a las lenguas vernáculas.

Las escuelas de medicina de Salerno primero y más tarde las de las universidades de Padua, Bolonia, París y Montpellier, todas ellas célebres por sus contribuciones a la medicina, mantuvieron vivo el interés en el estudio de los clásicos y a la vez crearon las condiciones indispensables para el avance y el progreso de la medicina.

Los textos de Hipócrates y Galeno fueron leídos y estudiados con detenimiento por los interesados.

Hubo autores de grandes tratados médicos como es el caso del persa Ibn Sina, conocido en el mundo occidental como Avicena, que representaba auténticas compilaciones de los conocimientos médicos hasta la época.

En el último siglo el libro médico más influyente ha sido sin duda el texto escrito por sir William Osler (1849-1919), titulado *"Los principios y prácticas de la Medicina"*, con el subtítulo: *"Diseñado para el uso de quienes la ejercen y de los estudiantes de medicina"*.

---

[37] Herrero y joyero alemán.

Aunque tal como lo menciona en el título este libro estaba destinado a médicos y estudiantes de medicina, curiosamente, y debido muy especialmente a sus cualidades literarias (bien raras en un libro de texto de medicina), atrajo la atención de muchos legos, entre ellos un personaje influyente, el Reverendo Frederick T. Gates (1853-1929), ministro de la confesión baptista, quien era amigo y confidente y además trabajaba en las actividades filantrópicas del multimillonario norteamericano John D. Rockefeller, quien en julio de 1897, después de leer, cubierta-a-cubierta, todo el libro manifestó: "*Leí todo el libro sin saltar ninguna parte del mismo. Y hablo de esto no para celebrar mi industria o inteligencia sino para dar testimonio del encanto de Osler, pues es uno de los pocos libros científicos que poseen una gran calidad literaria ... Vi claramente del trabajo de este hombre esclarecido, capaz y honesto, quizá el más notable profesional en su campo en todo el mundo, que la medicina tenía —con las pocas excepciones ... anotadas— ninguna cura, y que lo que la medicina, hasta 1897, podía hacer, era sugerir alguna medida de alivio ... Más allá de ello, la medicina curativa no había progresado ... Se me hizo claro que la medicina difícilmente podía aspirar a ser una ciencia hasta que fuera bien dotada, y que hombres calificados pudieran darse por completo a su estudio ininterrumpido y a la investigación, con salarios generosos, de manera independiente del ejercicio privado de la medicina...*"

Con la característica eficiencia y determinación norteamericanas, la fascinación del Reverendo Gates por la sinceridad y el estilo literario de Osler determinaron una cadena de eventos que condujeron eventualmente a la creación del Instituto Rockefeller en 1901 y de la Fundación Rockefeller en 1913. Siguieron sustanciales donaciones de fondos del mismo origen a la Facultad de Medicina de la Universidad de Harvard en Boston, y a la de la Universidad Johns Hopkins y su hospital en Baltimore; que fueron determinantes en inducir los cambios necesarios en la enseñanza y práctica de la medicina, con consecuencias bien conocidas en el ámbito nacional y mundial.

Aparentemente Osler había tenido muchas dudas y reticencia en aceptar la proposición de la casa editora Appleton de New York, para escribir este libro, pues desde su punto de vista requería un esfuerzo intelectual considerable que lo apartaría temporalmente de sus pacientes —como en efecto lo hizo—, y jamás nadie imaginó las futuras consecuencias del "nihilismo terapéutico" de Osler (que incluso llegó a calificarse en forma humorística de 'paranoia anti-terapéutica baltimorense'), pudiese llegar a llamar la atención del sentido filantrópico y humanista de uno de los hombres más ricos del mundo y focalizar allí su munificencia.

Lo más grave es que Osler tenía toda la razón, pues aunque dio su lugar apropiado a la efectividad terapéutica de medicinas tales como el hierro para la anemia, la quinina para el paludismo, la nitroglicerina y el nitrito de amilo para la angina de pecho y la morfina (llamada por él "GOM" —"*God's own medicine*", la medicina de Dios—) para el dolor, se negó rotundamente a dar espacio en su libro a muchas de las prescripciones de polifarmacia u homeopáticas en boga en esa época.

Una edición sucedió a otra. Para 1905 se habían impreso ya 105.000 copias y las regalías llegaban a los 54.512 dólares (equivalentes a más de un millón de dólares actuales), dándole así una relativa, y poco común, independencia económica al autor. Se llegaron a vender 500.000 copias del libro en 16 ediciones sucesivas hasta el año de 1947 (55 años después de la primera edición), muchos años después de la muerte de su autor. El libro fue traducido al francés, alemán, chino, español y portugués.

Un siglo más tarde, con todo lo que ha pasado en el campo de las ciencias médicas (en parte consecuencia del impacto que produjo la publicación de esta obra), para que este libro pudiese ser de alguna utilidad a médicos o estudiantes, tendría que ser vuelto a escribir de la primera a la última página. Se trata en verdad de un esfuerzo bien fugaz, ya que al salir publicado un libro médico, ya es obsoleto y necesita múltiples revisiones. El caso del libro de Osler es notable, por las razones expuestas, y tuvo esa influencia determinante por el enorme prestigio del autor y la precisión, claridad y amenidad del libro, lo que fue resumido por el bibliotecario de la "*Bodleian Library*" de la Universidad de Oxford, Falconer Madan (1851-1935), al afirmar que Osler "*había tenido éxito en hacer literatura con un tratado científico*", algo que no ha ocurrido sino en forma excepcional."

En la actualidad hay una inmensa proliferación de revistas científicas y médicas. Sólo vamos a mencionar algunas, que por su enorme influencia se destacan en forma evidente.

Entre las científicas en general, están *Nature* (Gran Bretaña) y *Science* (Estados Unidos).

Entre las médicas en general, están *Lancet* (Gran Bretaña), *Journal of the American Medical Association* JAMA (Estados Unidos), *British Medical Journal* (Gran Bretaña), *New England Journal of Medicine* (Estados Unidos), *Journal of the Royal Society of Medicine* (Gran Bretaña), *American Journal of Medicine* (Estados Unidos), y *Annals of Internal Medicine* (Estados Unidos).

Son revistas costosas, pero afortunadamente los resúmenes de los artículos publicados pueden accederse en las respectivas páginas de la Web con un computador conectado a Internet, y en algunos casos (por ejemplo el *British Medical Journal*, durante algún tiempo) la totalidad de los trabajos impresos, de manera gratuita, a los interesados de los países más pobres (Programa HINARI lanzado en enero del año 2002).

La predominancia del inglés como *lingua franca* de la ciencia y de la medicina no ha hecho sino pronunciarse en las últimas décadas, y se observa que la autoría de los trabajos publicados en las revistas mencionadas tiene una cuota internacional que igualmente va en aumento, lo que pone en evidencia el rol de difusión a nivel mundial que han aceptado estas famosas publicaciones.

En Venezuela la revista científica más influyente es *Acta Científica*, y la médica es *Gaceta Médica de Caracas*, esta última el órgano oficial de la Academia Nacional de Medicina, fundada por el doctor Luis Razetti en 1897, la más antigua y prestigiosa de las publicaciones científicas y médicas del país.

En lo que se refiere a divulgación en general de la ciencia, entre los no iniciados, es decir, entre un público interesado en los avances científicos, pero sin una formación específica en el campo, se destacan las revistas *Scientific American* (mensual, Estados Unidos) y *News Scientist* (semanal, Gran Bretaña). Nuevamente en este sector el inglés es el idioma internacional de las comunicaciones.

El interés del público en las ciencias de la salud y en los avances médicos se refleja en el inmenso número de artículos y reportajes sobre medicina en los semanarios de mayor divulgación internacional (por ejemplo *Times* y *Newsweek* en Estados Unidos y *The Economist* en Gran Bretaña), al igual que en la prensa diaria de las más importantes metrópolis del mundo, como son Nueva York, Londres y París. Columnas de aparición regular, escritas por médicos distinguidos y sobre temas médicos, son una característica de muchos de estos periódicos.

La divulgación de los conocimientos médicos: inglés vs otras lenguas

Tal como queda establecido en la 60ª Paradoja, por razones de carácter económico y político (resultado de la importancia de Estados Unidos como primera potencia mundial, unido al legado cultural de la vastedad geográfica del disuelto Imperio Británico), la penetración del inglés a nivel internacional no ha hecho sino aumentar en las últimas décadas, y ello se hace aún más manifiesto en lo que concierne a las ciencias y muy especialmente a la medicina.

A todo ello contribuyen desde luego las existentes facilidades de transporte y comunicaciones que han hecho posible el penetrante y siempre creciente fenómeno de la globalización.

Sin que exista una estrategia definida de imposición del inglés como *lingua franca* (equivalente de lo que fue el latín en el Imperio Romano primero y luego a lo largo de la Edad Media en las universidades de toda Europa, como instrumento comunicacional), por razones eminentemente prácticas el inglés se ha convertido gradualmente en el idioma internacional aceptado por todos. Su riqueza en vocabulario y su simplicidad gramatical facilitan su adopción (así como sus complejidades fonéticas lo dificultan). El idioma chino parece ser su único competidor serio, pero el hecho de que en la realidad esté constituido por una lengua, el mandarín, junto a varios dialectos ininteligibles entre sí por una parte, a que se escriba con un sistema tan complicado como son los ideogramas, y a que su uso esté concentrado en China, por la otra, hacen prever que será incapaz de reemplazar al inglés en un futuro previsible.

A título anecdótico recuerdo que en el Congreso Mundial de Dermatología en Berlín en 1987, muchos de los colegas alemanes escogieron el inglés para sus presentaciones (aun siendo el alemán una de las cuatro lenguas oficiales de la reunión, alegando para ello las dificultades e ineficiencias de las traducciones simultáneas en campo tan especializado), y el año 2002 en el subsiguiente congreso en París, en todas las ceremonias de apertura y clausura del evento, no se pronunció otra palabra que no fuera en inglés (hasta los franceses han aceptado esa realidad del mundo contemporáneo y abandonado cualquier pretensión al efecto).

Todo ello no quiere decir que vamos a terminar tan solo hablando inglés, sino que por razones prácticas, si queremos que nuestros trabajos y escritos sean escuchados y leídos, a nivel internacional, tenemos que hablar y escribir en inglés.

Curiosamente, simultáneamente cuando esa influencia del inglés se hace universal, el interés de los pueblos que lo hablan como lengua materna (especialmente en Estados Unidos), por aprender otros idiomas ha aumentado. Así vemos que el porcentaje actual de personas bilingües en Estados Unidos llega a un 43% en el grupo etario de los 18 a los 29 años, disminuye a 25% entre los 30 y 49 años, y sigue disminuyendo con la edad, lo que revela claramente el interés de la juventud por aprender otras lenguas (el español en primer lugar).

Literatura científica de ficción
vs
literatura médica de ficción

El creciente interés del público en general por los avances científicos y sobre todo por la especulación de lo que se prevé pueda suceder en el futuro, ha dado lugar al nacimiento y posterior crecimiento exponencial de ese nuevo sector literario llamado "ciencia ficción", con un componente importante que podríamos llamar "medicina ficción".

El más famoso de los autores que han cultivado este género literario es sin duda el francés Jules Verne (1828-1905), y en el siglo XX han sido los ingleses George Orwell —pseudónimo de Eric Arthur Blair— (1903-1950) y Aldous Huxley (1894-1963), quienes más influencia han tenido, dadas sus perspicaces proyecciones de lo que puede significar para la sociedad la explotación torcida del potencial científico y tecnológico que es posible adivinar en un futuro próximo. Aunque el ejercicio de la futurología es esencialmente una actividad imaginativa de mera especulación, cuando es realizada por mentes formadas y creativas, da lugar a novelas como las que mencionaré, cuya influencia para toda una generación tiene una singular fuerza.

Orwell, en su libro *"1984"* (publicado en 1949) y Huxley en *"Bravo Nuevo Mundo"* (publicado en 1932) concentran su acción en dos nuevas tecnologías, cuya penetrante influencia estamos experimentando desde entonces. Orwell focaliza su trama en lo que hoy llamamos tecnología de la información, y en el posible poder que da al Estado, el *"Big Brother"*, que está en capacidad de manejar y manipular la vida social de sus ciudadanos a través del "Ministerio de la verdad" y del "Ministerio del amor", una visión oscurantista de lo que puede llegar a ser —mediante la utilización de estos recursos—, un sistema de gobierno autocrático y totalitario.

Huxley por su parte explota la idea de lo que pueden lograr los avances presumibles de la biotecnología, desde el desarrollo *in vitro* de las criaturas, hasta la utilización de fármacos y hormonas para manipular la conducta de las personas.

Por fortuna, tal como lo establece Francis Fukuyama (1952-)[38], después de más de 50 años de la aparición de estos libros seminales, se puede afirmar sin temor a equivocarnos que las predicciones tecnológicas han resultado ser ciertas, pero en cambio las de carácter político (en el libro "*1984*"), completamente equivocadas. El computador personal unido a Internet es el equivalente del "*telescreen*" de Orwell, "pero en vez de convertirse en un instrumento de centralización y tiranía, condujo exactamente a lo opuesto: la democratización del acceso a la información y la descentralización de la política.

En vez del '*Big Brother*' observándonos, la gente puede usar su PC e Internet para vigilar a '*Big Brother*', por cuanto los gobiernos en todas partes se han visto presionados a publicar más información acerca de sus actividades.

---

[38] Politógo estadounidense de origen japonés.

El psicoanálisis de Freud
vs
la neurofarmacología

Uno de los campos de la medicina donde se han observado los cambios más drásticos en la segunda mitad del siglo XX han sido el de la psiquiatría, y uno de sus grandes héroes es sin duda Sigmund Freud (1856-1939)[39]. Basta ver la jerarquía que le atribuyó Michael H. Hart en su obra '*Los Cien*', que ha sufrido las previsibles consecuencias de pasar a ser, como fundador del psicoanálisis, uno de los más reverenciados pensadores y descubridor de profundas verdades acerca de los deseos y motivaciones humanas, a un personaje que tan solo merece una nota al pie de página desde el punto de vista actual de la profesión médica.

Toda esta amplia fluctuación del péndulo del reconocimiento se debe en buena parte a los avances de la neurociencia cognitiva y el desarrollo de la neurofarmacología.

Hace cuatro décadas el sabio norteamericano R. Buckminster Fuller (1895-1983), a quien tal vez se puede aplicar el calificativo de genio, dadas sus numerosas contribuciones originales en los campos más diversos, me llamó la atención acerca del flaco servicio que había hecho Freud a la medicina, al desviar la atención —gracias a su talento, capacidad de convencer y llevar su pensamiento a la imprenta—, de los estudiosos de las enfermedades mentales hacia una metodología sin fundamento científico propio, y por tanto hacia un fondo de saco insalvable. Opinión parecida le merece a Francis Crick (codescubridor de la estructura del ADN) quien afirma, "*De acuerdo con los estándares modernos, Freud puede difícilmente ser considerado como un científico sino más bien como un médico que tuvo muchas ideas novedosas y quien escribió persuasivamente e inusualmente bien. Se convirtió en el principal fundador del nuevo culto del psicoanálisis*".

---

[39] Médico austríaco.

Sea como sea, el pensamiento freudiano se construyó sobre la premisa de que las enfermedades de la mente (incluyendo la depresión y la esquizofrenia) eran de naturaleza primordialmente psicológicas, resultado de disfunciones mentales en el cerebro.

Tal hipótesis quedó un tanto desvirtuada por el descubrimiento casual ("serendipia") del litio para los enfermos maníaco-depresivos por el psiquiatra australiano John Cade (1912-1980) en 1948.

Luego vino una nueva generación de psicofármacos con el Prozac y la Ritalina a la cabeza, en lo que se ha denominado la "revolución de los neurotransmisores" y con ella la posibilidad de tratar de manera efectiva a quienes sufren de estos padecimientos.

Este tipo de fármacos actúa bloqueando la reabsorción de la serotonina a nivel de las sinapsis de los nervios y de esta manera aumentando el nivel de serotonina en el cerebro.

Se afirma que actualmente el Prozac (y drogas análogas como el Zoloft y el Paxil) se han utilizado para tratar a 28 millones de norteamericanos, o sea un 10% de la población total de esa nación.

Por su parte la Ritalina (metilfenidato), una droga estimulante muy relacionada a la metamfetamina, es ampliamente utilizada para tratar el llamado síndrome de déficit de atención —problema de hiperactividad (conocido en inglés con el acrónimo ADHD, *"attention déficit-hyperactivity disorder"*), comúnmente asociado con niños varones incapaces de sentarse tranquilos en su pupitre en la clase.

Fukuyama ha llamado la atención sobre lo que él califica de "simetría desconcertante" entre el Prozac y la Ritalina, pues por un lado el primer fármaco se indica a mujeres deprimidas que sufren de falta de autoestima, y por la otra, el segundo a niños del sexo masculino intranquilos en clase. De acuerdo con esa interpretación, los dos sexos están siendo atrapados en lo que llama "personalidad media andrógina", autosatisfecha y socialmente complaciente, lo que es "políticamente correcto" en la sociedad norteamericana contemporánea.

Vemos de esta manera que no existe verdaderamente un solo autor interesado en manipular la conducta humana, el *'Big Brother'*, sino que pueden intervenir en este tipo de "control social", además de gobiernos, los maestros, los padres, los médicos y otros.

El público busca píldoras no solo para controlar la fertilidad femenina, sino para incrementar la inteligencia, la memoria, la sensibilidad emocional, el sexo, o bien reducir la agresividad y la violencia.

Criminalización de ciertas drogas
vs
uso generalizado de las mismas o semejantes

Existe sin duda un comportamiento ambivalente referente a los medicamentos psicotrópicos y drogas con propiedades farmacológicas muy semejantes como la metilenedioximetamfetamina (MDMA) conocida en el argot popular norteamericano como '*Ecstasy*', un estimulante muy parecido químicamente a la metamfetamina, amplia e ilícitamente utilizado en discotecas y demás sitios de diversión nocturna.

Se ha destacado nuestro comportamiento ambivalente frente a drogas sin una clara indicación terapéutica, que sin embargo tienen el efecto de "hacer sentir bien" a quienes las consumen.

Por un lado fármacos como el Prozac y la Ritalina se prescriben a millones de pacientes, mientras se criminalizan al '*Ecstasy*', la marihuana o la cocaína, que hasta ahora no tienen una indicación terapéutica precisa. ¿Qué base científica o moral puede tener declarar ilícita a la marihuana cuando se permite el uso y abuso de la nicotina y el alcohol, otras sustancias que te hacen sentir bien?

Es posible sin embargo, que en el futuro aparezcan esas indicaciones tal como se ha sugerido en el caso de la marihuana para inducir cierto grado de bienestar a pacientes terminales con cáncer, ya que en dichos casos no es posible invocar el peligro de futura adicción. Esa ha sido en general la conducta de la profesión médica en relación con la utilización de la morfina en pacientes terminales con diferentes tipos de dolores.

Prolongación de la vida
vs
calidad de la vida

La consecuencia previsible a mediano plazo para las proyecciones etarias disponibles actualmente son verdaderamente alarmantes para los países desarrollados del norte, y aunque hasta ahora el principal motivo de preocupación deriva de una masa gigante, en crecimiento, de gente jubilada y retirada, y de un grupo, en franca disminución que trabaja y produce, existen las más variadas consecuencias para este gran logro de la medicina contemporánea ... la prolongación de la vida, la mayor parte de ellas negativas para una sociedad vigorosa y saludable, a la que todos aspiramos.

El paradigma en la acción de la profesión médica establece, sin lugar a dudas, que toda acción destinada a derrotar las enfermedades y prolongar la vida es algo positivo.

Hasta hace una generación no estábamos en capacidad de juzgar la trampa que se nos ha tendido, pues puede tratarse en efecto de uno de tantos "contratos faustianos", en el cual para obtener el supuesto beneficio de una larga vida, hemos comprometido seriamente la "calidad" de esa vida, al sobrepasar la octava y novena décadas, algo que como estamos viendo, no ocurre impunemente.

Uno de los graves problemas que tenemos que enfrentar es el de la dependencia, y minusvalía en general, de los ancianos, en una sociedad donde la familia tiende a disgregarse y donde las responsabilidades de la generación adulta que trabaja y produce se centran —con cierta razón—, en sus hijos, niños y adolescentes, y casi desaparecen, esfumándose gradualmente, en lo que se refiere a sus padres y la generación de los ancianos.

La amenaza más grave que se cierne sobre el anciano es la enfermedad de Alzheimer (con el daño cerebral existente, que ocasiona pérdida de la memoria y demencia). A los 65 años, solamente una persona en cien, desarrolla esta dolencia; a los 85 es una de cada seis.

Se han separado dos categorías en este período avanzado de la vida. La Categoría I se extiende de la edad de la jubilación (aunque en la actualidad es muy variable, se entiende desde la época de Bismark, cuando introdujo en Alemania la seguridad social, que es a los 65 años ... en esa época —finales del siglo XIX—, en que muy pocos llegaban a esa edad) hasta los 80 años, y es posiblemente la edad en que los ciudadanos de los países desarrollados esperan disfrutar de un merecido descanso, viajar, pasar el tiempo con sus '*hobbies'* (en caso de que su buena salud se los permita).

La Categoría II, es mucho más problemática, se extiende más allá de los 80 años, y es en esa etapa donde se observa una creciente dependencia, donde la persona ve sus capacidades sensoriales, locomotoras y mentales declinar continuamente y llega a una degradante situación de dependencia infantil.

Las investigaciones relacionadas con las "células madre" *("stem cells"* en inglés) pueda que resuelvan el problema de generar nuevos órganos con qué reemplazar los ya gastados y agotados en su capacidad funcional, pero si estas promesas no coinciden con un tratamiento efectivo del mal de Alzheimer, ¿de qué nos servirá tener miles de viejos que puedan vivir hasta los 122,45 años (el récord establecido y límite superior de la expectación de vida de nuestra especie, por Madame Jeanne Calmet -1875-1997, supercentenaria francesa que vivió toda su vida en Arles, en el sur de Francia), confinados por lustros y hasta décadas a hogares de ancianos?

¿Habrá aumentado esa edad máxima a que puede alcanzar nuestra especie (cada especie tiene un límite superior bien establecido) en los últimos años? La respuesta a esa pregunta parece ser afirmativa y se ha informado que de 1969 a 1999 el máximo lapso de vida aumentó en 1,1 años por década. (www.therubins.com/aging/maximum.htm)

Recuerdo el caso de un intelectual y político distinguido de Colombia, quien habiéndose casado muy joven con una mujer muy inteligente y preparada que le llevaba unos cuantos años, describía su relación muy especial con ella, diciendo que había tenido con su esposa, toda la gama de posibilidades de una relación de ese tipo, ya que al comienzo ella fue su guía, inspiradora y maestra, luego fue su compañera por muchos años, y al final de su vida, él pasó a ser su niñero, tal el grado de dependencia de la anciana.

Arturo Uslar Pietri, al final de su larga vida, al preguntarle como se encontraba me contestó, "la vejez es un naufragio". ¡Qué mejor metáfora para describir la tragedia de lo que representa la ancianidad!

Llega efectivamente el momento al final del ciclo biológico en que la muerte parece una bendición si permanecer con vida lo es tan solo como un vegetal.

Un colega contestó una vez a un paciente interesado en sus consejos para alcanzar una marcada longevidad: "Si quiere vivir muchos años escoja bien a sus abuelos", dando a entender la importancia de los genes y la herencia en determinar ese azaroso factor de la terminación de la vida en cada ser humano. La eterna controversia entre naturaleza y medio ambiente (lo que en inglés se codifica como *"nature vs nurture"*, aprovechando la similitud fonética de dos palabras con muy distintas connotaciones), se extiende a este campo de la longevidad, por cuanto el hombre tiene en sus manos prolongar su existencia útil mediante un estilo de vida sano, evitando los excesos, comiendo lo necesario, haciendo ejercicio y absteniéndose de fumar, consumo alcohólico excesivo, etc., siempre y cuando dentro de la "lotería genética" disponga de esa "carta ganadora" que le otorga esa posibilidad de acceder a la longevidad. Dados los problemas de la longevidad después de cierta edad avanzada, tal vez no sea un carácter extremadamente deseable, mientras no tengamos armas terapéuticas contra la enfermedad de Alzheimer y la demencia senil.

Paradoja 67ª

Enfermedades de la civilización
vs
enfermedades ambientales

Son dos tipos de enfermedades íntimamente conectadas entre sí por cuanto la idea de civilización representa un cambio en el medio ambiente.

Al margen de las enfermedades provocadas por el acto médico, las enfermedades iatrogénicas, existe una amplia variedad de enfermedades debidas al actual estilo de vida (por ejemplo, la obesidad) y otras derivadas del medio ambiente en que estamos inmersos (por ejemplo, las enfermedades ocupacionales).

Se dice que las enfermedades de la civilización también conocidas como enfermedades del estilo de vida *"son un conjunto de enfermedades que se producen con más frecuencia en los países industrializados y cuyo riesgo de contraerlas depende en parte de las condiciones de vida imperantes y la extensión de la esperanza de vida (enfermedades de la longevidad"* (Wikipedia).

El concepto nació en Francia cuando el médico Stanislas Tanchou (1791-1850), a mediados del siglo XIX se apercibió de las diferencias en la incidencia de enfermedades como el cáncer o la locura en el medio urbano y en rural.

La industrialización y la introducción de numerosos productos sintéticos añade cada día nuevas patologías en ese inmenso repositorio que es el capítulo de las enfermedades ocupacionales.

¿Quién hubiera pensado los riesgos a que se expondría a los estudiantes y maestros, cuando se diseñaron y construyeron las escuelitas rurales y se escogieron techos económicos y aislantes conteniendo asbesto? Las posibilidades de desarrollar una asbestosis y sus posibles consecuencias malignas (mesotelioma maligno) eran desconocidas en ese entonces.

¿Cuántas experiencias similares nos aguardan en el futuro? Cada nueva sustancia que se introduce en el mercado acarrea un riesgo potencial y es prácticamente imposible determinar con exactitud sus efectos dañinos latentes a mediano y largo plazos; de allí la nueva moda, tan en boga, de utilizar tan solo productos "orgánicos", supuestamente libres de contaminación impuesta por el hombre en su afán de mejorar el rendimiento económico.

Medicina curativa
vs
medicina preventiva

No son en realidad acciones opuestas o contradictorias, sino complementarias. El ideal sería prevenir en vez de curar, y cada vez que la prevención es posible y con ella evitamos la enfermedad, podemos estar seguros de que hay un considerable ahorro de sufrimiento humano y de costes, que corren paralelos en este tipo de situaciones.

En el mundo actual, cuando los tradicionales enemigos —las enfermedades infecciosas y la malnutrición—, han sido derrotadas por la medicina moderna, las principales causas de incapacidad y muerte prematuras se atribuyen al envejecimiento y a factores del comportamiento. Se estima que para el año 2020 el uso del tabaco será la causa mayor de incapacidad prevenible en el mundo.

Los modernos medios de comunicación, Internet, la Web con sus portales y blogs de salud, y las redes sociales ofrecen oportunidades extraordinarias para educar al gran público en la prevención de numerosas enfermedades y de hecho ello viene ocurriendo sin que exista una coordinación funcional para lograrlo. La telefonía celular y especialmente los teléfonos celulares inteligentes se prestan singularmente para llevar a cabo campañas preventivas con mensajes educativos cortos (tipo "tweet"), ya que es factible seleccionar grupos de riesgo por edad, sexo, domicilio, etc. Tomando en cuenta la penetración de la telefonía celular en Venezuela (excede al 100%) es fácil darse cuenta del potencial de este medio para ese propósito, para lo cual sería preciso llegar a acuerdos entre las autoridades sanitarias, las sociedades médicas de especialistas, las empresas aseguradoras y las de telefonía celular.

Ilustraciones médicas
vs
arte pictórico

69ª Paradoja

¿Debemos interpretar las ilustraciones médicas como una forma de arte pictórico? Desde el punto de vista del gurú de la historia del arte, Ernst Gombrich (1909-2001)[40], la ilustración médica es una forma de arte que es a la vez representacional y conceptual.

El genio renacentista Leonardo da Vinci (1492-1519), estableció las técnicas y convenciones del arte anatómico que son esenciales a la ilustración médica, e introdujo la técnica de la sombra para darle un efecto tridimensional.

En 1543 el médico Andreas Vesalius (1514-1564) nacido en Bruselas y formado como médico en las universidades de Lovaina, París, Bruselas y Padua (en esta última obtuvo el doctorado a los 23 años y al siguiente día fue nombrado profesor de anatomía y cirugía), publicó su famoso libro *De humani corporis fabrica libri septem,* que sir William Osler calificó como *"el más grande libro que haya sido escrito, del cual se deriva la medicina moderna"*. Consta de 200 dibujos anatómicos; los bloques de madera tallada fueron ejecutados en Venecia, probablemente por artistas reclutados en el taller de Ticiano, y bajo la directa supervisión de Vesalius, y la impresión fue realizada en Basilea. Desde ese entonces el arte de la ilustración médica ha tenido distinguidos representantes en cada generación.

Dentro de esa necesidad de representar visualmente las enfermedades de la piel, y antes de que la fotografía en colores se desarrollara a su estado actual, hay que recordar los famosos *"moulages"* en cera —verdaderas esculturas—, de Jules Baretta (1833-1923), quien esculpió más de 2.000 *"moulages"* para el museo del hospital Saint-Louis de París, que permitían enseñar la dermatología a los estudiantes de medicina y futuros dermatólogos, y que todavía son conservados como obras de arte en ese hospital,

---

[40] Historiador del arte nacido en Austria y nacionalizado británico.

muy bien mantenido desde su inauguración por el rey Enrique IV en 1607 y considerado como una joya arquitectónica de la "ciudad de la luz" (*Ville lumière*).

Es pertinente recordar los extraordinarios dibujos anatómicos en tiza de colores, del gran maestro de anatomía de varias generaciones de médicos venezolanos, doctor José Izquierdo. Recuerdo haber visto una pintura suya en tinta china del supuesto cráneo del Libertador Simón Bolívar, hallado por él en la cripta de la familia Bolívar en la Catedral de Caracas y que dio lugar a una sonada polémica.

Reducción del daño
vs
eliminación del mismo

Existe un moderno movimiento encaminado en esa dirección, la de "reducir el daño", especialmente en lo que se refiere al abuso del consumo de drogas que tiene efectos deletéreos sobre la salud.

Esta nueva posición en vez de definir el consumo de drogas como una enfermedad o una concesión de carácter moral, ensaya una opción humana y práctica a la vez, tratando de ayudar a los adictos a entender los riesgos en que incurren y que de esta manera puedan tomar sus propias decisiones y fijar sus propios objetivos.

La experiencia acumulada en los Países Bajos por el Instituto Jellinek, así bautizado en honor de E.M.Jellinek (1890-1963)[41], analizada cuidadosamente en el libro editado por G. Alan Marlatt (1941-2011)[42], dejan mucho que pensar y su crítica a la estrategia en boga de "tolerancia cero" en la guerra contra las drogas, lo llevó a proclamar que, tolerancia cero + compasión cero = cero.

---

[41] Bioestadístico, fisiólogo y experto norteamericano en alcoholismo.

[42] Psicólogo estadounidense estudioso del alcoholismo.

71ª Paradoja

Productos farmacéuticos naturales
vs
fármacos sintéticos

La historia reciente nos enseña como ambas estrategias son ampliamente utilizadas por la industria para proveer un mercado siempre hambriento de nuevos medicamentos para enfermedades contra las cuales con anterioridad carecíamos de armas demostradamente efectivas, o bien de nuevos fármacos más efectivos que los actualmente en uso.

No hay dudas de que la medicina tiene mucho que ganar de ese gran depositario de la biodiversidad que es la naturaleza. Lo que generalmente sucede es que la estrategia de producir un fármaco sintéticamente (y con frecuencia a un menor costo) ocurre como consecuencia de su identificación en la naturaleza y que haya sido comprobada su acción medicinal.

Los productos farmacéuticos actualmente en uso vienen en buena parte de especies salvajes. En los Estados Unidos cerca de una cuarta parte de todas las prescripciones médicas son substancias extraídas de plantas. Otro 13% se originan de microorganismos y 3% de animales. Increíble pero cierto, que nueve de cada diez fármacos se originaron en organismos. La venta, sin prescripción (de libre venta al público), se estimó en 1980, en unos 20 millardos de dólares y en 84 millardos en escala mundial.

A pesar de su obvio potencial, solamente una diminuta fracción de la biodiversidad ha sido utilizada en medicina. La estrechez de la base se ilustra por la predominancia de los hongos ascomicetos en el control de enfermedades bacterianas. Aunque solo se han estudiado treinta mil especies de ascomicetos, y ellos componen el 2% de la totalidad de las especies conocidas, han proporcionado ya el 85% de los antibióticos actualmente en uso.

La bioexploración es el estudio de esa biodiversidad en la búsqueda de esos recursos naturales potencialmente útiles.

Aquellos países que todavía tienen en su territorio una proporción significativa de selva tropical húmeda, como es el caso de Venezuela — con la mayor parte de la cuenca del Orinoco y parte de las cuencas del Amazonas y Esequibo—, tienen además de una singular riqueza potencial, una ineludible responsabilidad por conservarla y con ella los ecosistemas que albergan una cantidad de especies de fauna y flora, cuyas posibilidades terapéuticas todavía permanecen casi totalmente vírgenes a la investigación científica.

Dada la escasa capa vegetal de esa parte del mundo, sabemos de antemano que si se permite talar los árboles para explotar la madera y dedicar la tierra a la ganadería o a la agricultura, no tendrán sino una productividad aceptable sino para contadas cosechas (al contrario de lo que sucedió generaciones atrás en los países de tierras templadas, lo que permitió una explotación agrícola mantenida); por ello esa alternativa, aunque tentadora en el presente tiene un futuro económico y social muy limitado.

Esa es la razón por la cual muchas organizaciones no- gubernamentales, se han dedicado con entusiasmo a tratar de convencer a los gobiernos de los países que aun mantienen segmentos importantes de la selva tropical, que existen otras alternativas, que combinando inteligentemente el ecoturismo, la bioexploración, y tal vez en un futuro próximo, intercambios de tierras vírgenes por créditos de carbón (una de las estrategias propuestas por los conservacionistas para disminuir el calentamiento del planeta), puede resultar más provechoso que la tala de esos bosques y que la agricultura (de un éxito fugaz) que pueda plantarse en los terrenos así obtenidos.

Según las cifras de la Organización de las Naciones Unidas para la Agricultura y la Alimentación (FAO), Venezuela todavía tiene 457.000 km^2 de bosques tropicales, casi la mitad de su territorio, pero el futuro no se visualiza despejado ya que con una tasa de deforestación (1980-1990) de 5.990 km^2 por año, lo que representa un porcentaje de 1,31 por año (superior a los de Bolivia con 1,16; Brasil con 0,90; Colombia con 0,68; y Perú con 0,40; y menor tan solo que Ecuador con 1,98; entre los países amazónicos), nuevamente nos colocamos desfavorablemente en un área tan crítica, aun entre los países de la región, todos acosados por las mismas tentaciones y miopía en sus políticas públicas conservacionistas.

Es oportuno recordar que debemos evitar lo ocurrido en las zonas templadas, ya que en gran parte de nuestro territorio carecemos —como ya se ha explicado— de la opción de revertir la utilización de la tierra en el futuro. Más del 60% de los bosques de la zona templada se perdieron frente a la tala, para proporcionar tierras para la agricultura (lo mismo que 45% de la selva tropical húmeda y 70% de la selva tropical seca).

La buena noticia respecto a estas negativas realidades es que las organizaciones no-gubernamentales (las llamadas NGO, utilizando el acrónimo de inglés) se han hecho más creativas y han diseñado programas para obtener donaciones destinadas a comprar la deuda comercial de los países (con frecuencia países del Tercer Mundo, fuertemente endeudados, algunos al borde de la insolvencia), con importantes descuentos, y dedicar los fondos así obtenidos a comprar tierras y convertirlas en reservas, educación ambiental y mejorar el manejo de las reservas ya existentes. Países como Bolivia, Costa Rica, República Dominicana, Ecuador, México, Madagascar, Zambia, Filipinas y Polonia, han favorecido este tipo de estrategias, llegando a acuerdos para implementarlos.

Nuevamente y desafortunadamente es evidente que en Venezuela vamos a la zaga en desarrollar estrategias conservacionistas como las aquí destacadas.

Hace más de una década (mayo 2002) visité en sus oficinas de Washington, D.C. al doctor Richard E. Rice, economista ecológico y arquitecto del programa de concesiones para la conservación, llamadas "*warp-speed conservation*" llevadas a cabo por la organización *Conservation International*, para la cual trabajaba, con el objeto de enterarme de los detalles de ese programa, tal como apareció descrito en la revista '*Scientific American*' de mayo de 2002, pudiendo comprobar los adelantos de dichas ideas y su exitosa implementación en el vecino país de Guyana.

En base al éxito de este tipo de visión realista del problema, los propietarios actuales de las tierras con selva tropical (trátese de gobiernos o particulares) podrán determinar si sus intereses económicos quedan favorecidos llegando a este tipo de acuerdos, y además servir a la causa de la conservación, de importancia capital para el futuro de nuestra especie.

Hace casi tres décadas el Consejo Nacional de Investigaciones Científicas y Tecnológicas (CONICIT) conoció de las ideas del bioquímico y etnobotánico inglés doctor Conrad Gorinsky (1936-), hijo de un inmigrante polaco y la hija de un cacique amerindio de la zona del Rupununi en Guyana y educado en Inglaterra, recomendado por el entonces embajador de Venezuela en la Gran Bretaña, doctor Juan Manuel Sucre Trías (1940-1983), respecto al desarrollo de la nueva disciplina, la etnobotánica, basada en la tradición oral de los amerindios, transmitida de generación a generación, referente a indicaciones médicas de ciertas plantas, disciplina en la cual tenía especial competencia. La visita propiciada por el organismo oficial, para establecer un programa cooperativo de investigación en esa nueva e interesante área para Venezuela, fue interrumpida abruptamente, sin que el invitado fuese informado de las razones para llevarla a su fin de esa manera. Todo ello hace sospechar del complejo que tenemos para sentarnos a negociar y lograr que de una mesa de negociación, inteligentemente manejada, salgan acuerdos ventajosos para ambas partes. Tal vez la falta de experiencia que tenemos y pasadas negativas transacciones, todo ello sustentado siempre en la supuesta riqueza petrolera que nos transformó en un país rentista, carente de creatividad e iniciativas, nos hayan creado esa psicología negativa que paraliza la acción creadora.

La sabiduría acumulada de la medicina
vs
la sabiduría de las ciencias básicas que la nutren

"Aquel que es un día más viejo que tú es un día más sabio".

Aunque el componente científico de la medicina, derivado de los conocimientos e innovaciones de la investigación científica de las ciencias básicas (especialmente bioquímica, biofísica, biología molecular, inmunología y genética) y que le han dado al médico unas herramientas formidables y un prestigio de infalibilidad a sus estrategias terapéuticas, no hay que llamarse a engaño, ya que en esencia la investigación científica como bien lo señaló sir Peter Medawar (1915-1987)[43], es el "arte de lo soluble", es decir, al arte de lo que puede resolverse y es fácil imaginar que los "insolubles" (lo que no nos está dado resolver) constituye si no la mayor parte de los problemas, al menos aquellos de más profundidad y alcance, entre ellos el origen de la vida, el más allá, el sentido de la existencia humana y muchos otros que forman la sustancia de la filosofía y de las religiones.

La medicina tiene la gran ventaja sobre las demás ciencias de que es más antigua, y marcada desde los tiempos de Hipócrates por un hilo conductivo determinante, está menos tentada a caer en el dogma contagioso del potencial todopoderoso de la ciencia que ha permeado gradualmente la sociedad contemporánea y cegado momentáneamente su capacidad de comprensión de las limitaciones reales de su acción.

---

[43] Biólogo británico, Premio Nobel de Medicina 1960.

Síntesis vs análisis en el pensamiento médico

En cierta forma esta paradoja representa lo que en una escala filosófica, que abarca todas las esferas del pensamiento humano, lo que a un nivel reduccionista, es el pensamiento médico general (como podría ser el del médico de familia y lo es actualmente el del médico internista, más rigurosamente formado intelectualmente), comparativamente con los especialistas, con una visión todavía más reducida.

Sobre lo que significan la síntesis, el análisis me siento tentado a copiar de *Venezuela Analítica* una anécdota personal relevante al tema:

Hace casi cuatro décadas visitó a Caracas, con motivo de una exposición que montó la Embajada de los Estados Unidos en la Zona Rental de la Ciudad Universitaria, el Sr. Buckminster Fuller, y tuve en esa ocasión el privilegio de conocerlo y tratarlo. Fuller (1895-1983) era un hombre a todas luces excepcional (podría calificarse de "mi personaje inolvidable"), un auténtico genio, en el sentido de que disponía del grado más alto a que llegan las facultades intelectuales del hombre (y conste que soy muy económico con atribuirle tal calificativo a alguien que haya conocido), un verdadero hombre renacentista, en el sentido que dominaba una gran variedad de disciplinas científicas y humanísticas, y contribuyó a ellas con aportes auténticamente valiosos y originales. Es difícil saber con exactitud en que descolló más y se le ha clasificado indistintamente como arquitecto, ingeniero, inventor, filósofo, autor, cartógrafo, geómetra, futurista, maestro y poeta. La Enciclopedia Británica lo cataloga como "uno de los pensadores más originales de la segunda mitad del siglo XX". Fuller fue invitado a Venezuela para inaugurar esa exposición donde se exhibía una de sus famosas cúpulas geodésicas (la única gran cúpula que puede reposar directamente en el suelo como estructura completa y el único tipo de edificación que no tiene límites teóricos en sus posibles dimensiones).

Un buen día, durante esa estadía en Caracas, el Sr. Fuller me sorprendió de sopetón con la consabida pregunta de, ¿cuál es el invento más importante que ha hecho el hombre?, y antes de que yo terminara mentalmente de recorrer la habitual larga lista, me contestó tajantemente: el computador. Y eso, hay que recordar, fue a comienzos de los años 70, pero su inquieta mente ya hacía atrevidos ejercicios de futurología e imaginaba con toda exactitud lo que había de ocurrir en los próximos casi cuarenta años transcurridos desde entonces.

Es fácil imaginar mi curiosidad por conocer las razones que tenía un hombre de su capacidad intelectual para tener semejante opinión sobre un tema tan complejo y debatible. Me manifestó que la especie humana -como todas las demás especies biológicas- tenía los días contados, y que su extinción estaría condicionada por el alto grado de especialización que había desarrollado. Pero de pronto, con la invención del computador, el hombre había logrado "comprar tiempo" de sobrevida en el planeta, pues este prodigioso instrumento que es un ordenador era más confiable que el cerebro humano en una de dos de sus tareas principales: el análisis, y así liberaba al hombre de esas complejas y tediosas funciones para poder concentrarse en la más sublime de todas las funciones: la de la síntesis.

Desde ese día he tenido un gran respeto por el computador, y nada de lo que ha pasado en los últimos 40 años me ha sorprendido, pues solo ha servido para verificar y comprobar la hipótesis de Buckminster Fuller.

Por ello suscribo totalmente cualquier iniciativa destinada a preparar a nuestra población en la utilización de los computadores y muy especialmente como el instrumento idóneo para el acceso a la información a través de Internet y de la Web.

Por vez primera en la historia los países en vías de desarrollo (eufemismo por subdesarrollo) pueden reducir esa inmensa brecha entre los pueblos informados y desinformados (ignorantes), y si saben escoger sus prioridades realizar verdaderos avances permanentes para mejorar su calidad de vida. Es la auténtica revolución que la tecnología actual nos está ofreciendo y no debemos pasar por alto.

Para entender mejor el aporte de lo que significan Internet y la Web y como han permitido "democratizar el acceso a la información" pensemos por un momento la importancia de las biblioteca y su inmenso costo hasta hace pocos años y lo que ha ocurrido últimamente con los "buscadores electrónicos" (tipo Google). Durante años pensé que la carencia de bibliotecas bien dotadas y funcionales era una de las grandes barreras culturales de los países del Tercer Mundo para desarrollarse, y de pronto gracias a la computación ese, hasta ese momento infranqueable obstáculo, se desvanece ante nuestros ojos.

Otro fenómeno digno de mencionar es la aparición e influencia actual de la Wikipedia, enciclopedia digital de utilización gratuita, de crecimiento diario, en múltiples idiomas y capacidad de corrección casi instantánea. Un novedoso y valiosísimo instrumento de la cultura universal.

Medicina rural (y tropical)
vs
medicina comunitaria de los barrios

Hasta hace tan solo una generación la población de Venezuela era mayoritariamente rural y como tal expuesta a aquellas enfermedades llamadas tropicales, generalmente infecciosas y parasitarias, porque prevalecen en los climas cálidos del planeta (entre el Trópico de Cáncer a 23 grados 26'16" al Norte del ecuador y el Trópico de Capricornio con las mismas coordenadas al Sur).

Con la creciente urbanización del país, fenómeno común a todos los países del Tercer Mundo, pero especialmente pronunciado en Venezuela, (con un 90 % de la población viviendo en ciudades), el problema de la asistencia médica rural se ha transformado, al menos parcialmente, al de asistencia médica en los barrios de las grandes ciudades, rodeadas como están por barrios de chozas ("ranchos"), que surgieron de invasiones a tierras desocupadas o cerros vecinos (como en Caracas), sin planificación, ni servicios de ningún tipo, y que hoy en día representa un porcentaje apreciable de la población del país.

Es obvio que la práctica de "medicina rural" que se exige en Venezuela a los médicos recién graduados debe trasladarse, parcialmente al menos, a los ambulatorios de los barrios de las grandes ciudades, donde reside masivamente la población con menores recursos económicos. Venezuela, al igual que muchos otros países en vías de desarrollo, dejó hace años de ser un país rural para convertirse en otro urbano, con populosas ciudades rodeadas de "barrios" constituidos por "ranchos" (chozas o favelas), sin abadonar las remotas zonas rurales.

Nuevas enfermedades de etiología conocida
vs
etiologías nuevas y poco comprendidas

Caso típico, con vigencia actual, es la llamada "enfermedad de las vacas locas" y su relación con la enfermedad de Creutzfeld-Jackb en humanos.

"*La enfermedad de las vacas locas, o encefalopatía espongiforme bovina, es una enfermedad causada por priones, y que se puede transmitir a los seres humanos a través del consumo de partes de animales infectados, sobre todo tejidos nerviosos.*" (Wikipedia).

En 1996 pudo identificarse en el humano una variante de la enfermedad de Creutzfeld-Jakob relacionada con la epidemia de encefalopatía espongiforme en el ganado bovino.

Por su parte la enfermedad de Creutzfeld-Jakob "*es un mal neurológico con formas genéticas herditarias y también contagiosas, producidas por una proteína llamada prion (PrP). Si bien los casos están perfectamente documentados, la causa de la aparición del prion es desconocida en la mayor parte de los casos informados. Se trata de una enfermedad de naturaleza degenerativa y pronóstico mortal que afecta aproximadamente a una persona por millón (prevalencia de 1:106) a nivel global.*" (Wikipedia).

Enfermedades por carencia
vs
enfermedades por afluencia

"Si es necesario hacer una escogencia, las comidas gratis en la escuela son más importantes a la salud de los niños pobres que los programas de inmunización, y entre ambos son más efectivos que las camas de hospital". —Thomas McKeown, 1979.

Con los modernos medios de transporte, hambrunas como se registraron en el pasado y causaron la muerte de miles y hasta cientos de miles y millones de personas, son de difícil ocurrencia en el futuro. De modo que este tipo de catástrofe por privación de alimentos de toda una comunidad y de suficiente duración como para ocasionar muertes y malnutrición, lo que a su vez puede ser un factor importante en favorecer enfermedades infecciosas intercurrentes, es un fenómeno del pasado y por tanto conciernen a la historia, al menos en la mayor parte de los países del mundo (todavía se registran casos aislados como en Bangladesh, Etiopía, Somalia y en los países del Sahel en Africa subsahariana, que han recibido asistencia internacional efectiva, casi inmediata). Históricamente se recuerda la hambruna en Irlanda en los años de 1840 debido a la pérdida de la cosecha de papas, lo que determinó un fenómeno migratorio significativo.

La desaparición de este tipo de desastres se debe sin duda a mejor distribución de alimentos, consecuencia a su vez de mejor y más rápidos medios de transporte. Está bien establecido que esa mejor nutrición humana —en cantidad y calidad, incluyendo proteínas de origen animal—, se ha traducido con el tiempo en un aumento de la talla y de la fortaleza física de poblaciones enteras, y es frecuente invocar la sorpresa de los turcos (durante los combates en Gallipoli en la I Guerra Mundial) al comprobar la diferente estatura entre los combatientes ingleses (provenientes de las ciudades congestionadas debidas al desarrollo industrial desbocado) y los australianos y neozelandeses (con los mismos ascendientes, pero bien alimentados con carne ovina y bovina).

Pero así como podemos afirmar que la muerte por hambre es un fenómeno raro en estos tiempos, la pobreza ubicua en los países del Tercer Mundo es la causa principal de un gran número de problemas de salud que pueden agruparse bajo los rubros de malnutrición y desnutrición.

La malnutrición se define como una alimentación no balanceada por el predominio de unos principios inmediatos y la escasez de otros por debajo de los límites necesarios para suplir las necesidades del organismo.

Carencias especiales son las avitaminosis, o mejor aún hipo- vitaminosis, pues por lo común no se trata de una ausencia total sino parcial, y producen enfermedades tales como el escorbuto (carencia de vitamina C), la osteomalacia (carencia de vitamina D), la pelagra (carencia de ácido nicotínico), etc.

Un caso extremo de desnutrición es el *Kwashiorkor,* síndrome debido a una deficiencia proteica intensa, caracterizado por edema, alteraciones pigmentarias de la piel y del pelo, alteraciones hepáticas, abdomen distendido, y se observa principalmente en niños de corta edad. A primera vista, el edema puede confundirse con exceso de peso y los cambios de la pigmentación en piel y cabello (hacia un tono rojizo) dan un aspecto saludable, que puede engañar a quien desconoce estas realidades.

El sistema metabólico humano llega a resistir grados extremos de privación de alimentos, como pudo comprobarse masivamente en los campos de concentración nazistas durante la II Guerra Mundial, y es necesario realimentar progresivamente a quienes sufren de tal tipo avanzado de desnutrición. Recuerdo que los hermanos médicos y especialistas en nutrición de Africa del Sur, Joseph y Theodore Gillman, previendo lo que podía suceder al liberar a los prisioneros de los campos de concentración, y alimentarlos sin control, complaciendo peligrosamente a estos prisioneros con cuerpos emaciados, escribieron una carta a los líderes de las democracias occidentales, alertándolos del peligro potencial en puertas.

Desafortunadamente, al no extremarse los cuidados y controles al respecto, se dieron muchos casos de muerte rápida producida por el exceso de alimentos, en hombres, mujeres y niños acostumbrados por meses y años a raciones de hambre. Es algo semejante a lo que ocurre al cambiar radicalmente el octanaje de la gasolina a un motor de automóvil.

En algunos casos el problema de malnutrición es más que un problema económico (extrema pobreza), un problema de orden cultural.

Las carencias son más graves durante el embarazo de las mujeres y en la infancia, ya que pueden determinar problemas graves en el desarrollo, con secuelas permanentes, de allí la importancia de los programas de adecuada nutrición en los niños y madres.

El otro extremo, el exceso de ingesta nutritiva, producido por la abundancia o afluencia, y caracterizado por un excesivo peso corporal a expensas de la acumulación de tejido adiposo, se está dando masivamente en los países industrializados del norte, especialmente en Estados Unidos, y ocasiona el exceso de peso y en su grado máximo, la obesidad, que está afectando, según recientes estadísticas, al 61 % de la población de ese país.

Antropométricamente se habla de obesidad cuando el índice de masa corporal (peso en kilogramos/talla en metros cuadrados) supera los 30 kg/m^2.

La obesidad se ha convertido en uno de los más graves problemas de salud pública en años recientes.

Enfermedades ambientales
vs
enfermedades de la civilización

"*Nada es nuevo bajo el sol*", dice un viejo adagio, y para comprobarlo el siguiente párrafo:

> "*Vivimos hoy en día en un mundo profundamente dedicado a las cosas materiales como fue el mundo romano tardío. Por ejemplo, los romanos del siglo IV estaban obsesionados con la salud, la dieta y el ejercicio. Pasaban más parte del tiempo en baños y clubes de salud que en las iglesias, templos, bibliotecas o tribunales de justicia. Estaban consagrados al consumo. Un hombre podía construir su reputación gastando más que el vecino, aun si tenía que pedir dinero prestado para lograrlo. Y, si no podía pagar a sus acreedores, se le honraba por haber hecho un intento noble por figurar en el mundo... Estaban emocionados por los viajes, las noticias y los espectáculos... Estaban fascinados con la fama y no les importaba cómo había sido adquirida. Si tú eras suficientemente famoso, el hecho de que podías ser un pillo o peor, era ignorado o perdonado... Los romanos se interesaban principalmente por el éxito, que interpretaban como llevar la ventaja por hoy y dejar al mañana ocuparse de sí mismo. Eran orgullosos, codiciosos y vanos. En resumen, se parecían mucho a nosotros*".

La civilización, tal como la conocieron los romanos con la llamada "*pax romana*", y se disfruta hoy en día, al menos en los países industrializados y entre las clases pudientes de los países en vías de desarrollo —de allí las similitudes arriba destacadas—, con la llamada "*pax americana*", desde hace más de medio siglo, lleva consigo en ese disfrute del ocio que da la afluencia y conduce a las llamadas "enfermedades de la civilización", entre las cuales se destaca el sobrepeso y la obesidad.

Hay enfermedades ambientales como la silicosis o la asbestosis, producida por la inhalación respectiva de partículas de sílice o asbesto durante lapsos prolongados. En este grupo se pueden incluir un gran número de enfermedades profesionales. Hasta hace pocos años, tal era el caso de los no fumadores, expuestos en sitios públicos a la inhalación del humo de cigarrillo de los fumadores. Afortunadamente hoy existe una conciencia pública al respecto, que ha determinado regulaciones cada vez más restrictivas a los fumadores, evitando así que su vicio perjudique a terceros en forma indiscriminada.

Las llamadas enfermedades de la civilización son aquellas debidas al presente estilo de vida, predominante en una buena parte de los seres humanos en los países más desarrollados y caracterizado por exceso de alimentación, falta de ejercicio corporal (y a veces, intelectual), acompañando muchas veces por consumo de tabaco, y excesivo consumo de alcohol.

Sin la menor duda, este estilo de vida adoptado por un sector importante de la población de los países afluentes, constituye la más grande agresión a la salud, susceptible de ser controlada por programas de educación sanitaria adaptados a situaciones específicas, según las culturas y peculiaridades de cada grupo y nación.

La vejez en solitario
vs
los ancianatos

Con la disolución, gradual pero en continuo crecimiento, o sea de la familia nuclear, acompañada de la eventual desaparición del servicio doméstico, los viejos, muchos de ellos viudos (de uno y otro sexo, ya que es imposible coordinar la muerte simultánea en parejas), terminan pasando los últimos días de su vida en solitario, o en esas residencias de viejos o "ancianatos", una tragedia adicional al "naufragio" que representa la vejez.

Desde el punto de vista psicológico la soledad es una amenaza potencial que afecta a cada ser humano y que se hace más real a medida que aumenta en edad. Aun en países con una seguridad social avanzada como España, no encuentran soluciones adecuadas al problema, por ejemplo en Madrid viven 132.595 personas mayores de 64 años en la más absoluta soledad, de ellas unas 50.000 han superado los 80 años.

Pero es que la vejez pronunciada es en sí misma una enfermedad, o más propiamente, una polidolencia, ya que los sentidos van disminuyendo progresivamente su normal acuciosidad, y los llamados "achaques de la vejez" son síntomas y signos de la incapacidad e insuficiencia de los diferentes órganos, aparatos y sistemas de que se compone el cuerpo humano. Todos desde luego no ocurren al mismo tiempo, ni con idéntica intensidad, y dependiendo de cada persona, fallan unos primero que los otros, sin que haya en ello un predeterminado orden o concierto, sin tomar en cuenta las patologías que pueden surgir, intercurrentes, en cualquiera de ellos, en cualquier momento. Tal como supuso René Descartes (1596-1650)[44], en su simplificación y comparación de nuestra anatomía y fisiología con una máquina, en la cual al descomponerse una pieza, el todo deja de funcionar adecuadamente.

---

[44] Filósofo y matemático francés.

Por ello los problemas de la edad provecta, además de sociales son médicos y a la postre recaen sobre los profesionales de la medicina sus soluciones -paliativas como necesariamente lo son-, pues estamos muy lejos de descubrir el elixir de la juventud o algo parecido, a pesar de las promesas y "encantamientos" que nos ofrecen, entre otras, las clínicas suizas con sus inyecciones de células de ovejas y parecidos procedimientos, sin base científica alguna. En el mejor de los casos corrigiendo nuestro estilo de vida (peso ideal, ejercicio, dieta adecuada, abstinencia de tabaco, moderación de alcohol, etc.) podamos aspirar a mantener cierta calidad de vida por unos pocos años más, pero hasta allí ... en lo que honestamente podemos prever en los inicios del siglo XXI; lo demás no pasa de ser ciencia-ficción, o más concretamente (un estilo *in crecendo*), medicina-ficción. Los implantes pueden —y de hecho lo hacen— reemplazar con éxito componentes esenciales; el cristalino opaco con cataratas es un ejemplo; el implante coclear para la audición; o bien una articulación con artrosis (la cadera, rodilla u hombro); y los materiales con que se fabrican esos implantes y prótesis (en el caso de sustitución de partes del esqueleto), son cada vez más sofisticados con una vida que excede muchas veces la que puede restarle al paciente. Los trasplantes (especialmente riñón, pero también de hígado, corazón, pulmones, médula ósea, córnea, hueso y hasta islotes pancreáticos), los injertos de tejidos u órganos (piel, grasa, fascia, cartílago, hueso, etc.), y la promesa de los que pueden llegar a significar los injertos de células madre en diferentes órganos y tejidos manifiestamente "insuficientes", son soluciones parciales, que pueden prolongar la vida útil de un determinado paciente, pero lamentablemente hasta el momento de escribir estas líneas existe un pesimismo generalizado acerca de similares avances en lo que se refiere al funcionamiento del órgano central, fundamental para hacer factible un mínimo de calidad de vida... el cerebro humano.

La vejez por sí sola, como ya hemos insinuado, es una enfermedad y el hecho de que se haya desarrollado una especialidad médica, la gerontología, para estudiar y ocuparse del envejecimiento normal, así lo pone de manifiesto.

La sociedad contemporánea, y especialmente en los países industrializados, ha aumentado cada década el promedio de vida de su población (lo que desde luego tiene un límite superior que aparece bastante inflexible), y ello, conjuntamente con una disminución del índice de natalidad, traerá como consecuencia inexorable un considerable aumento de la población de ancianos.

Las residencias para ancianos o ancianatos no resuelven toda la problemática emocional del anciano, ya que lo ponen en contacto con gente
de su generación (la inmensa mayoría gente desconocida hasta ese momento), es verdad, pero por otra parte lo aislan y separan de su familia,
que lo vienen a visitar regular u ocasionalmente cuando sus trabajos y
obligaciones lo permiten. Es además una manera costosa de resolver el
problema, que no todos los grupos familiares y bolsillos pueden absorber.

79ª Paradoja

Amistad terapéutica
vs
comercialización y medicina defensiva

Por amistad terapéutica (*"therapeutic friendship"*) entendemos la relación de afecto o de amistad que puede establecerse entre médico y paciente y que contribuye sustancialmente al éxito del acto médico. Produce en el médico un mayor interés, empatía, e incluso inquietud, por ayudar a su paciente a encontrar las soluciones adecuadas a los problemas de salud que puedan afectarlo, y en el paciente la confianza indispensable para seguir disciplinadamente el tratamiento indicado y los consejos sugeridos.

Esta relación es fundamentalmente opuesta a la de la comercialización de la medicina, que concibe el acto médico como una mera actividad de servicios que se intercambian mediante un pago de dinero. La actividad médica no puede ni debe entenderse como una simple actividad económica. La experiencia multisecular acumulada pone en evidencia que quienes ejercen la medicina teniendo tan solo en mente ganancias materiales, terminan despreocupándose por los verdaderos intereses del paciente y ello puede conducir tarde o temprano a la mala práctica médica.

A esa comercialización contribuye la medicina defensiva (*"defensive medicine"*) que es una manera de ejercer la medicina que intenta evitar denuncias por mala práctica médica. Para conseguirlo es frecuente que ocurra a un número excesivo e innecesario de exploraciones y exámenes de laboratorio (cuando ya se tiene un diagnóstico razonablemente preciso), lo que evidentemente ocasiona un aumento innecesario del costo del acto médico y es causa de la pérdida de confianza del paciente por su médico tratante.

La sabiduría del cuerpo
vs
la estupidez del cuerpo

La "sabiduría del cuerpo" ha sido el título utilizado por varios escritores médicos para sus libros, reflejando con ello su admiración, ampliamente justificada por la precisión, dentro de una gran complejidad, con que funcionan sus mecanismos regulatorios interiores.

Por ejemplo, el ritmo respiratorio de aproximadamente 16 respiraciones por minuto; o el ritmo cardíaco que puede fluctuar entre 60 y 100 pulsaciones por minuto; o la temperatura corporal de 36,5 a 37,5 grados centígrados (según se tome en la piel o en la mucosa bucal o rectal); o la presión arterial sistólica entre 12 y 14 cm/Hg y presión diastólica entre 6 y 8 cm/Hg; y así sucesivamente cientos de otros valores constantes con fluctuaciones mínimas, que permiten mantener complejos equilibrios corporales y la homeostasis (equilibrio en la composición del medio interno del cuerpo, regulada por los sistemas endocrino y nervioso).

Ese título ha sido también utilizado por el escritor médico y profesor de cirugía de la Universidad de Yale, Sherwin B. Nuland (1930-2014), en su libro divulgativo sobre la medicina, "*La Sabiduría del Cuerpo*". El mismo título ha sido utilizado reiterativamente por notables científicos médicos. Por Ernest Starling (1866-1927), como título de la prestigiosa oración "*William Harvey*" del Colegio Real de Médicos de Londres en 1923; por Walter B. Canon (1871-1945), profesor de fisiología de Harvard, en 1932, en otro libro seminal, ampliamente conocido por haber acuñado el término homeostasis para esa extraordinaria autorreguladora del cuerpo humano; y por sir Charles Sherrington (1857-1952) en las doce conferencias Gifford pronunciadas en la Universidad de Edimburgo en 1937-1938.

Sin embargo esa sabiduría tiene también sus limitaciones, que son como excepciones a la regla, y que fueron denominadas por el médico e investigador, Marcel Roche (1920-2003), como "la estupidez del cuerpo".

Allí incluía, un observador agudo como Marcel, el grupo de las llamadas "enfermedades autoinmunes", donde hay una reacción anómala contra elementos constituyentes de sus propios tejidos que da lugar a procesos patológicos que afectan la salud de las personas.

La investigación científica utilizando células madres
vs
fetos

La esperanza de poder utilizar células madres o troncales *("stem cells")* para la reconstrucción de tejidos, órganos, sistemas o aparatos del cuerpo humano, dañados, insuficientes o decrépitos, parece ser una posibilidad real y al alcance de la tecnología de que disponemos.

Tal, por cierto, era el fundamento de la terapia celular con células de oveja, del médico suizo Paul Niehans (1882-1971), que se hizo famoso con sus tratamientos de rejuvenecimiento (a quien se atribuye haber curado al papa Pío XII de un hipo persistente), sin que su procedimiento tuviese basamento científico pues se trataba de células de otra especie, y como tal identificadas y rechazadas e imposibilitadas de sobrevivir o llegar a cumplir cualquier función útil, en un medio hostil y eventualmente letal, tan pronto fuesen trasplantadas a un ser humano.

Ante la interesante evidencia del potencial terapéutico de esas células madre, y los problemas éticos que puede suscitar la utilización de embriones humanos (desde la implantación del blastocito en la mucosa uterina hasta la octava semana), o bien de fetos (desde las ocho semanas hasta el nacimiento), para procurarlas, se ha iniciado un gran debate al respecto y los gobiernos de los diferentes países buscan orientación entre los científicos, bioeticistas y juristas para establecer nuevas normas que regulen la utilización de esas células, ya que su indebido comercio podría dar lugar a abortos criminales para así obtenerlas.

Aunque es un terreno movedizo, hay un cierto acuerdo de que la fuente menos problemática es la de los miles de embriones que, provenientes de tratamientos de reproducción asistida, se conservan congelados en nitrógeno líquido.

La legislación vigente en algunos países (entre ellos España) sólo permite la investigación con embriones humanos de menos de 14 días siempre que estos no sean viables.

Por otra parte es necesario establecer pautas bien regladas referente al tiempo máximo durante el cual un embrión congelado mantiene su viabilidad y potencial intactos, ya que sabemos de efectos negativos de la congelación prolongada. En España hay embriones congelados (los obtenidos adicionalmente en las técnicas de reproducción asistida) desde hace 15 años. En Gran Bretaña se ordenó la destrucción de embriones (de fuentes similares) con más de 5 años, lo que produjo protestas de los sectores católicos. ¿Por cuánto tiempo pueden mantenerse congelados? ¿Cuál es el tiempo óptimo de congelación? ¿Por qué podemos congelar con éxito los espermatozoides y los embriones y no así los óvulos? ¿Quién o quiénes son los "propietarios" de esos embriones? ¿Deberán donarlos legalmente para poder ser utilizados en investigación científica?

Es evidente que es un campo donde todavía hay numerosas incógnitas por despejar y la insinuación que las comisiones que por indicación de diversos gobiernos estudian las múltiples implicaciones de este tipo de investigación, de "priorizar la experimentación con células madre de origen animal", está llena de sensatez.

Es conveniente recordar que un buen número de los descubrimientos que se han hecho en ese campo de la fertilidad humana, se realizaron a consecuencia de trabajos de investigación en ovejas, financiados por los industriales de la lana (especialmente de Australia).

Actualmente existe una "moda" (es difícil predecir si tendrá larga vida) de congelar la sangre del cordón umbilical extirpado en el recién nacido, con objeto de preservar las células madre que contenga, que puedan ser utilizadas más tarde por la misma persona, si a lo largo de la vida necesita de ellas. Todo ello a un costo elevado, para mantener la congelación óptima. Aquí se plantea de nuevo la misma pregunta, acerca del lapso de segura viabilidad de estas células congeladas, ya que, si como se piensa en la actualidad, es limitado, tendrá poca aplicación a sus dueños, que posiblemente llegarán a necesitarlas al final de sus vidas.

La obtención de tejido fetal, y la tentación de abortos criminales para obtenerlo, ha disminuido al difundirse el conocimiento que lo que cuenta son las células madre y que hay otras fuentes más convenientes y menos problemáticas.

A petición nuestra nos comenta la profesora Karem Noris-Suárez:

"La paradoja de las células madre no termina en decidir entre embrionarias o adultas, sangre de cordón umbilical criopreservado o células madre de médula ósea, autólogo o de donantes. La gran incógnita es cual es su verdadero sistema de funcionamiento. Ya que los estudios científicos apuntan a que su función *in vivo* es la de modular el sistema inmunológico más que la de convertirse en células nuevas funcionales. ... y para lograr esto último, solo se puede conseguir apoyándonos en la ingeniería de tejidos.

El uso de solo células madre no aporta grandes beneficios si se piensa en estas solamente. El gran reto de los científicos en este momento es descifrar todo el entorno que verdaderamente regula la esencia de mantener esas células con su capacidad de regeneración y en paralelo aportar células nuevas que se diferencien en células funcionales bajo estrictos sistemas de control".

Control de la natalidad y planificación familiar:
método natural
vs
métodos anticonceptivos artificiales

Por planificación familiar se entiende el control de la natalidad mediante el empleo de métodos contraceptivos destinados a permitir a las parejas decidir de forma responsable sobre el número de hijos que desean tener.

El método natural se basa en síntomas indicativos de fertilidad en la mujer (moco cervical o método de Billings[45] publicado en 1970, temperatura, otros síntomas menores); correctamente practicados, tienen una eficacia muy alta, estimada por la OMS en un 98%.

El más conocido es el método de Ogino-Knaus (descrito simultáneamente por el médico japonés Kyusaku Ogino (1882-1975) y el médico austríaco Hermann Knaus (1892-1970), que es un método natural de control de la natalidad, basado en el conocimiento de los días de fertilidad de la mujer. Precisando el día de la ovulación (la temperatura basal sube después de la ovulación, debido a la progesterona segregada por el cuerpo lúteo) y dado que la vida media del óvulo es sólo de 24 horas y un poco más la del espermatozoide, es posible llegar a un cálculo de los días de fertilidad en el ciclo genital femenino. Al abstenerse de relaciones sexuales en los días periovulatorios es factible evitar el embarazo, sin el auxilio de métodos artificiales. Los métodos naturales son los únicos aceptados por la iglesia católica.

Los otros métodos denominados genéricamente "abortivos" comprenden cualquier método de planificación de la natalidad, incluyendo la muerte del embrión recién formado. Allí se agrupan: métodos de barrera (preservativo o condón para el hombre, diafragma para la mujer); métodos de Karman (aborto provocado en las dos primeras semanas de amenorrea mediante la aspiración endouterina).

---

[45] Así llamado en honor de su inventor el médico católico australiano John Billings (1918-2007).

Formación médica teórica
vs
práctica

"Es más cierto médico el experimentado que el letrado"
—*Fernando de Rojas,* La Celestina, *1499.*

En realidad nunca ha sido una verdadera paradoja ya que de inicio, al menos desde la segunda mitad de la Edad Media, la medicina y la cirugía, separadas como oficios diferentes, estaban basadas en un aprendizaje prolongado al lado de un maestro reconocido, y de esta manera se aseguraba al aprendiz, tras largos años de experiencia vivida a diario, una competencia práctica en el oficio. En este particular no se diferenciaba nuestra profesión de los otros numerosos oficios que surgieron en las ciudades medievales y que formaban los gremios o corporaciones (*"guilds"* en inglés), que todavía se mantienen con sus antiguas tradiciones en Londres. De hecho los cirujanos eran parte del gremio de los barberos.

En ese entonces la gran diferencia entre los médicos y los cirujanos se basaba en la necesaria y requerida formación teórica (muy pronto captada por las nacientes universidades) de los médicos, versus su ausencia casi total en los cirujanos-barberos de la época.

Siempre me ha llamado la atención, en general, la excelente formación práctica de los estudiantes de medicina durante sus estudios universitarios formales (en hospitales, consultas externas, dispensarios, ambulatorios, medicaturas rurales, etc.) en contraste con la ausencia de semejante adiestramiento en el trabajo real en otras profesiones liberales (derecho, ingeniería, etc.), que atribuyo a esa poderosa y lógica tradición.

Un equilibrio ponderado entre la sólida formación teórica y práctica del médico es resultado de una notable experiencia multisecular en los estudios médicos desde la escuela de medicina de Salerno, pasando por escuelas de medicina notables como las de París y Montpellier en Francia y St. Thomas y St. Batholomew en Inglaterra (que incluso precedieron a la fundación de las dos famosas universidades de Oxford y Cambridge). Los estudios médicos nunca olvidaron ese pasado hospitalario y no se concibe que un estudiante de medicina no se forme al lado de la cama del paciente hospitalizado, cuidando del mismo bajo la directa supervisión del docente calificado. Este mismo concepto se aplica a los estudios de enfermería. Resulta preocupante observar repetidos intentos por alterar ese balance ya probado exitosamente durante siglos, a favor de una formación más teórica basada en el profesor en el aula, pizarra y tiza, lo que reduce los costos pero que nunca podrá reemplazar la enseñanza práctica con el paciente.

Control químico de los factores de riesgo del infarto del miocardio y de los accidentes cerebro-vasculares
vs
tratamiento de las enfermedades ya establecidas

Las estadísticas son convincentes. Las enfermedades cardiovasculares (incluyendo los accidentes cerebrovasculares o ictus) son la principal causa de muerte en Estados Unidos. Se estima que hay 62 millones de personas (en una población de 280 millones de habitantes) con enfermedades cardiovasculares y 50 millones de hipertensos. El año 2000, 946.000 muertes, o sea 39 % de todas las muertes fueron debidas a esta causa. El interés en controlar esta predominante causa de morbilidad y mortalidad está siempre presente.

Dos profesores de epidemiología de la Universidad de Londres, Wald y Law (sir Nicholas Wald -1944- y Malcolm Law), han publicado recientemente sus investigaciones al respecto, tras revisar más de 750 ensayos clínicos, meta-análisis y estudios de cohorte. Se trata de un novedoso y ambicioso concepto de medicina preventiva destinado a evitar este grupo de enfermedades degenerativas, las más frecuentes en el adulto maduro y en la llamada tercera edad, concretamente, las enfermedades isquémicas del miocardio y los accidentes cerebrovasculares.

Para quienes, con cierta razón, se quejan de la ausencia de "nuevos milagros médicos" en las últimas dos décadas, tal vez sea una sorpresa leer el editorial, y los tres trabajos científicos allí publicados por el *British Medical Journal* (BMJ) del 28 de junio de 2003, donde los autores expresan una atrevida afirmación al pretender que la estrategia preventiva de esas enfermedades mencionadas constituye, *"el más grande impacto en la prevención de la enfermedad en el mundo occidental que cualquiera otra intervención conocida"*.

Por su parte el antiguo editor del BMJ, una de las revistas médicas más serias y reputadas del mundo, doctor Richard Smith, no vacila en afirmar, *"es quizás más de 50 años desde que hemos publicado algo tan importante como el grupo de trabajos de Nick Wald, Malcolm Law y otros. Ellos argumentan de*

manera convincente que una píldora con seis ingredientes puede prevenir 80% de los
ataques cardíacos (u otros eventos causados por enfermedad isquémica del corazón) y de
los accidentes cerebrovasculares. Cualquier persona con enfermedad cardiovascular po-
dría tomar la píldora, y asimismo todas las personas después de los 55 años sin ningu-
na investigación previa".

Como se trata de enfermedades que eventualmente matan o dejan severamente incapacitada a la mitad de la población de los países desarrollados, si la estrategia propuesta por los autores puede ser masivamente validada, en efecto podemos estar en presencia de un nuevo y prometedor "milagro médico".

Si como ha sucedido en el pasado —por ejemplo, con la terapia hormonal de reemplazo en las mujeres posmenopáusicas—, los resultados posteriores no comprueban las expectativas puestas en la estrategia mencionada, tendremos razones adicionales para sospechar del método estadístico empleado.

El concepto detrás de la estrategia propuesta está basado en una lógica racional y simple. Si conocemos, como en efecto conocemos, los principales factores de riesgo de estos dos procesos que afectan al corazón y al cerebro, y disponemos de fármacos que pueden controlar esos factores y mantenerlos dentro de niveles normales, por qué no combinarlos, en dosis apropiadas (que resultaron menores que las habitualmente indicadas), para prevenir estas enfermedades tan difundidas en la población de gente con más de 55 años.

Esta proposición de suyo simple, necesitaba para ser comprobada por una serie de estudios serios, como son los emprendidos y ahora publicados por los profesores Wald y Law, y dada su experiencia y previos logros, tienen en el mundo científico un alto grado de credibilidad.

La famosa "píldora" (o polipíldora) propuesta tiene seis ingredientes: una estatina, tres fármacos para bajar la presión arterial (una tiazida, un beta-bloqueador y un inhibidor de la enzima que convierte la angiotensina, cada uno a mitad de la dosis estándar), ácido fólico y aspirina.

Según los autores una tercera parte de quienes tomen diariamente la píldora (llamada "*Polypill*"), a partir de los 55 años se beneficiarían del tratamiento, ganando un promedio de 11 años de vida, supuestamente libres de infartos del miocardio y de accidentes cerebro-vasculares. Los efectos secundarios acumulados de este régimen son menores y sus síntomas pueden presentarse en un 8% a 15% de los casos tratados.

¿Podemos en verdad regular con químicos y en forma continua los factores críticos de los cuáles dependen estas enfermedades?

¿Se trata de una nueva edición de la "bala mágica" de Paul Ehrlich (1854-1915)[46]?

La proposición es tentadora y según se informa en estos artículos científicos, es viable desde el punto de vista económico, ya que la mayor parte de los ingredientes de la píldora tienen vencidas sus respectivas patentes. El terreno está pues abonado para que un fabricante de productos farmacéuticos genéricos produzca la píldora en grandes cantidades y a precios razonables.

¿Mantendrán esos fármacos, en la dosis indicada, su efecto terapéutico a lo largo de años de administración continua?

¿Dejarán de desarrollarse fenómenos de intolerancia y efectos secundarios a esos medicamentos?

La contrapartida, que es esperar a que aparezcan las enfermedades, con sus signos y síntomas, y sus desagradables y costosas consecuencias, deja de tener vigencia, tan pronto se compruebe la veracidad de la estrategia planteada por los científicos británicos.

Debido a la magnitud e importancia del planteamiento no abrigo dudas de que a breve plazo tendremos información complementaria y que los gobiernos de las naciones soberanas, y sin duda los organismos internacionales de la salud, deberán pronunciarse al respecto, facilitando la distribución de la píldora a la población de mayores de 55 años, pues es precisamente ese grupo etario, digamos entre 55 y 75 años, que tiene un significante valor económico para las naciones, pues el trabajo y experiencia, de ese grupo etario, gozando de plena salud, son un factor importante para la prosperidad de un determinado país.

Tal como era de esperarse, casi de inmediato, y utilizando el moderno mecanismo de respuestas "rápidas" por la vía de Internet que ha puesto en práctica el BMJ, llovieron comentarios a la afirmación de los autores del artículo de marras (11 de ellos para el 27/06/2003), la mayor parte expresando serias dudas de la metodología empleada. Es obvio que la última palabra al respecto no se ha dicho y que pasarán años antes de que realmente podamos juzgar objetivamente la validez y verdadera significa-

---

[46] Médico y científico alemán.

ción de la estrategia propuesta. Entre tanto es lógico suponer que habrá una seria controversia entre quienes favorecen y antagonizan dicha estrategia.

A título anecdótico no puedo dejar de recordar la opinión que le merecía el final de la vida a uno de mis queridos maestros en New York University, el dermatólogo venezolano Juan Larralde, y cuando fui a visitarlo al hospital donde se recuperaba de un infarto del miocardio, lo encontré de muy buen espíritu y sonreído me comentó la razón, "*es que ya sé de que mal voy a morir y es el menos malo de todos ellos*".

Las consecuencias previsibles del tal estrategia, si sus premisas resultan ser válidas, pueden significar una mayor longevidad del promedio de la población, y que la morbilidad y mortalidad de la tercera edad se concentre en el cáncer y enfermedades degenerativas del sistema nervioso central (enfermedades de Parkinson y Alzheimer). Tal perspectiva es muy poco halagadora por cuanto no tenemos todavía respuestas adecuadas a esos problemas, a pesar de los ingentes esfuerzos realizados.

Hygieia vs Asclepius

Se afirma —insisto y con razón—, que no hay nada nuevo bajo el sol, y los mitos de la antigüedad griega sobre los dioses Hygieia y Asclepius y la "oscilación sin fin" entre los dos diferentes puntos de vista en medicina representados por ellos, así lo evidencia.

Para los seguidores de Hygieia, la salud es el orden natural de las cosas, un atributo positivo para quienes gobiernan sabiamente sus vidas. La función primordial de la medicina es descubrir y enseñar las leyes de la naturaleza que le aseguran al hombre un cuerpo y mente sanos.

Los seguidores de Asclepius (o Esculapio, en latín) creen que el papel esencial del médico es tratar la enfermedad, es decir restablecer la salud corrigiendo cualquier imperfección causada por accidentes de nacimiento o adquiridos durante la vida.

Novelas médicas y novelas médicas de suspenso: divulgación de la información vs distorsión de la misma

Entre las grandes novelas médicas hay dos escritas por autores que fueron galardonados con el premio Nobel de literatura, Thomas Mann (1875-1955), alemán, autor de "*La Montaña Mágica*", a quien se le otorgó ese preciado reconocimiento el año 1929, y el norteamericano Sinclair Lewis (1885-1951), autor de "Dr. *Arrowsmith*", quien recibió el premio en 1930. Ambas novelas son clásicos que reflejan aspectos fundamentales de la relación entre la medicina y la sociedad.

Otra obra de gran difusión, "*La Historia de San Michel*" del médico sueco Axel Munthe (1857-1949), es del género de las autobiografías.

En tiempos más recientes otro premio Nobel de literatura, José Saramago (1922-2010) ha escrito otro clásico, "*Ensayo sobre la ceguera*", que nos alerta de "*la responsabilidad de tener ojos cuando otros los perdieron*".

La importancia que la sociedad contemporánea atribuye al cuidado de la salud, se traduce paralelamente por una verdadera explosión del nuevo género literario de las novelas médicas de suspenso. La mayor parte de ellas escritas por médicos en ejercicio, o que por lo menos han practicado la medicina en el pasado, describen con detalle preciso la relación médico-paciente, la vida del médico, sus dudas y tribulaciones, y las técnicas de diagnóstico y tratamiento de muchas enfermedades, lo que contribuye a divulgar entre el gran público ese tipo de información, un tanto misteriosa y arcana en un pasado no distante.

El lado negativo de esta información así provista es que con frecuencia involucra médicos en actos inmorales o ilegales, de los cuales nuestra profesión no está —como ninguna otra— exenta, pero que son sin duda una escasa minoría. Sin embargo, tal conducta, potencialmente puede tener el efecto de establecer un cierto nivel de dudas sobre la actuación del médico y sus motivaciones, lo que a la larga degrada y erosiona una relación basada en la credibilidad y la confianza.

Pienso que en general el balance es positivo y coloca al médico en la posición enaltecida que siempre ha tenido en la sociedad, reconociendo su papel clave como instrumento fundamental en la conservación y el restablecimiento de la salud del ser humano enfermo, situación ésta a la cual todos, sin excepción, estamos expuestos a lo largo de nuestro periplo existencial.

El más famoso de todos los novelistas médicos es sin duda el escocés, sir Arthur Connan Doyle (1859-1930), creador del detective Sherlock Holmes (personaje inspirado en su profesor de la Facultad de Medicina de la Universidad de Edimburgo, el doctor Joseph Bell), y de su fiel compañero el Dr. Watson, cuyas aventuras dieron lugar a 58 novelas.

Entre los novelistas médicos contemporáneos están el autor francés, Jean Reverzy (1914-1959), los norteamericanos, Frank G. Slaughter (1908-2001), William Pomidor (1962-), Stephen Bergman (1944- , quien usa el nombre de pluma, Samuel Shem), Perri Klass, Robert Marion, la egipcia Nawal El Saadawi (1931-).

En cuanto a las novelas médicas de suspenso, podemos decir que este género literario ha florecido recientemente en el medio anglosajón y sus principales cultivadores son novelistas-médicos como Robin Cook (1940-), Francis Roe (1932-), y Walt McConnell (1931-).

Medicina basada en pruebas
vs
empirismo

La medicina basada en pruebas (*"evidence based medicine"*) está fundamentada en un ejercicio que solo admite conocimientos comprobados científicamente como base para los juicios clínicos y rechaza tratamientos que, aunque se apliquen con frecuencia, carecen de razones que alegar a su favor. Su creciente influencia se deriva del trabajo del grupo de la Universidad McMaster en Ontario (Canadá) publicado en noviembre de 1992 en la revista JAMA.

Tiene su fundamento en la medicina científica y por ella entendemos la medicina basada en conocimientos teóricos sobre el hombre, su enfermedad y las peculiaridades del organismo sano y enfermo; este enfoque de la medicina se remonta a la Grecia clásica. La medicina basada en pruebas se apoya en estudios clínicos doble ciegos al azar, con un diseño que permite una objetividad ausente en observaciones casuísticas empíricas.

Desde hace dos décadas el tema de "la medicina basada en evidencia", que ha sido definida como, el uso concienzudo, explícito y juicioso de la mejor evidencia actual al hacer decisiones acerca del cuidado de pacientes individuales, se ha convertido en tema de un caldeado debate sobre sus posibilidades, conveniencia y posibles consecuencias.

Por contraste el empirismo, como teoría filosófica, enfatiza el papel de la experiencia, pero el conocimiento y el lenguaje en que se expresa son interpretativos, de allí el surgimiento de una evaluación colectiva con mejores mecanismos de validación.

El instrumento idóneo para la promoción y utilización de la medicina basada en evidencia es manifiestamente la Colaboración Cochrane (*The Cochrane Collaboration*), iniciada en 1993, que representa un notable esfuerzo de cooperación internacional, independiente, sin fines de lucro, de 31.000 voluntarios de más de 120 países, que ha creado una red independiente de profesionales de la salud, investigadores y pacientes, para responder al reto que representa la enorme cantidad de evidencia generada por la investigación y su posible utilidad en las decisiones referentes a la salud. Su misión es generar revisiones sistemáticas accesibles, promoviendo que las decisiones a tomar en el sector salud estén basadas en evidencias probadas. El nombre adoptado se escogió para honrar la memoria de Archibald L. Cochrane (1909-1988), médico ecocés pionero de este movimiento.

El tratamiento del cáncer:
cirugía vs radioterapia vs quimioterapia

La problemática del cáncer es mucho más compleja de lo que se pensó hace unos años, sin embargo, después de décadas de focalización del interés público en el tema y de inversiones multimillonarias, no solo en recursos económicos sino en los más calificados recursos humanos en investigación en esa área, podemos hacer un balance muy preliminar de lo que se ha logrado y de la situación actual.

Anualmente aparecen miles de trabajos científicos acerca de evaluaciones con los principales tres métodos destructivos de las células cancerosas, utilizados aisladamente o en diversas combinaciones.

Si alguna predicción podemos hacer con bastante posibilidad de acertar, es la de que observaremos un dramático aumento de la incidencia de cáncer en las próximas dos décadas, como consecuencia directa del aumento de la edad promedio de la población.

En la "Conferencia Wellcome" en memoria del profesor Robert H. S. Thompson en la *Royal Society of Medicine* de Londres, el 25 de febrero de 2003, el doctor Karol Sikora (profesor de medicina del cáncer del *Imperial College* y del *Hospital Hammersmith* de Londres), autoridad en esta materia, hizo interesantes aseveraciones y predicciones: los avances más promisorios vendrán de los conocimientos en rápido aumento de la biología molecular del cáncer. Al conocer mejor los objetivos precisos de los nuevos fármacos, se podrá establecer una especificidad en el tratamiento, que dejará de ser empírico y genérico y relativamente ineficiente al abarcar diversos tipos de cáncer, lo que se traducirá por mayor selectividad, menor toxicidad y posibilidad de administración más prolongada.

La cirugía invasiva mínima reducirá la necesidad de resección de órganos y así evitar un compromiso con la supervivencia de la persona.

Los sistemas computarizados de radioterapia, altamente sofisticados, permitirán planificar en forma precisa las radiaciones de manera de limitar su acción a la forma y extensión del tumor.

Es factible que se desarrollen drogas preventivas del cáncer, que reduzcan el riesgo de deterioro genético.

Al realizar el monitoreo de genes en el suero sanguíneo y encontrar fragmentos de ácido desoxirribonucleico (ADN) con mutaciones definidas, se podría pensar en desarrollar un *"chip"* genético que envíe señales al computador personal del paciente y ponga en marcha investigaciones destinadas a determinar el tipo y localización del tumor primario en su fase más incipiente.

Para el año 2020 la quimioterapia probablemente reemplazará las otras modalidades de tratamiento de la mayor parte de los cánceres. Piensa el profesor Sikora que el cáncer pasará a ser —algunos tumores ya lo son—, una enfermedad crónica, controlable, similar a lo que hoy en día son la diabetes o la hipertensión. Los pacientes recibirán su tratamiento en establecimientos mucho más gratos, en ambientes atractivos, semejantes a hoteles. Surgirán franquicias globales para tal propósito, que sustituirán a los hospitales, utilizando la Web para diseminar casi instantáneamente los planes específicos de tratamiento y controlar su calidad.

Medicina familiar
vs
medicina comunitaria

Con el nombre de medicina familiar se designa a un sistema de atención primaria integral de los pacientes que no solo recibe a los enfermos en la consulta inicial, sino que siguen las vicisitudes de las posibles intervenciones de médicos especialistas, continuando como responsables de su paciente.

Es el fundamento del Servicio Nacional de Salud de Gran Bretaña (*"National Health Service"*) que ha prestado eficientes servicios médicos a la totalidad de la población de ese país a partir de 1948, y que representa un verdadero paradigma de atención médica en el mundo entero, ya que no hace diferencias en lo que se refiere a los ingresos económicos de los pacientes.

Comunitario se refiere a comunidad que es un concepto utilizado por el sociólogo alemán Ferdinand Tonnies (1855-1936) como *"contrapuesto a sociedad, para designar una forma peculiar de agrupación social basada en las relaciones naturales (familiares), que constituye una forma orgánica de existencia social. La convivencia se funda en unas costumbres, una lengua y unas tradiciones comunes y en relaciones de parentesco, de amistad y de solidaridad, y descansa en unas raíces sentimentales muy profundas"*.

Es posible también utilizar el término con relación a grupos humanos que viven en semejantes condiciones económicas, por ejemplo, en barrios humildes, desprovistos de un mínimo de servicios básicos (agua potable y disposición adecuada de aguas negras).

En la segunda mitad del siglo XX se operó el llamado fenómeno de "urbanización", o sea el desplazamiento irreversible de la población rural hacia las grandes urbes, en una búsqueda —muchas veces ilusoria—, de un mínimo de servicios en materia de educación, asistencia médica y trabajo remunerado. En Venezuela el índice de urbanización pasa del 90%. Una parte importante de esa población vive en los barrios periféricos de las grandes ciudades en condiciones precarias, habitando en "ranchos" (choza, cabaña, favela) sin las mínimas condiciones de higiene (ausencia de servicios básicos como agua potable y disposición de aguas negras) y seguridad, y es allí precisamente donde se incuba una buena parte del malestar social que amenaza seriamente la estabilidad política de naciones enteras que ensayan con dificultades de diversa índole el sistema democrático de gobierno.

Los esquemas destinados a llevar asistencia médica apropiada a estas comunidades humildes (en Caracas son muy obvias y visibles pues están ubicadas en las colinas que rodean el estrecho valle donde asienta el centro de la ciudad), no han sido particularmente efectivos, lo que ha dado lugar recientemente en Venezuela a un nuevo programa social (y político) denominado "Barrio Adentro" utilizando miles de médicos contratados en Cuba, cuyas condiciones de trabajo los obligan a convivir en dichos barrios, supuestamente adoptando el rol de "médicos de familia". La efectividad de este proyecto está por probarse, pero la sospecha de que la "importación" de médicos tiene un fuerte sustrato político y que los facultativos cubanos tienen una importante función de adoctrinamiento político de la población más necesitada y humilde, a la cual están supuestos de proveer de asistencia médica adecuada, ha creado una fuerte oposición al citado proyecto, en especial del gremio médico.

Medicina humanística
vs
técnica

El problema de la deshumanización de la sociedad llamada posindustrial es universal y está claramente ligada a los grandes avances tecnológicos logrados en el siglo **XX**, que han tentado a quienes dominan determinadas técnicas a depender de ellas en grado extremo y a veces de manera exclusiva, poniendo de lado lo que la tradición nos ha enseñado hasta la saciedad desde los albores de la medicina científica con Hipócrates, y que ya hemos mencionado, desde otras perspectivas en varias de estas paradojas.

Como bien lo aprecia Atul Gawande (1965-)[47]: "*El aprieto central de la medicina —lo que tuerce al paciente, hace ser médico tan difícil, y a la sociedad que paga el recibo tan irritante— es la incertidumbre. Con todo lo que sabemos hoy en día acerca de la gente y las enfermedades, y cómo diagnosticarlas y tratarlas, es duro ver este punto, difícil de captar, de cuán profundamente nos embarga la incertidumbre.*

Como médico, uno termina por encontrar, sin embargo, que la lucha por cuidar a la gente es, más a menudo, con lo que no conoces que con lo que conoces. En medicina el estado normal es la inseguridad. Y la sabiduría —para ambos, pacientes y médicos— se define, de cómo cada cual la sobrelleva."

Al aceptar este concepto, es bastante obvio que la parte humana de la praxis médica gobierna la parte técnica.

---

[47] Cirujano y periodista-escritor estadounidense.

Decisión del paciente
vs
decisión del médico tratante

En el libro del cirujano estadounidense Atul Gawande (ya menciona-do en la pag. 220), "*Complicaciones*", se explica con detalle cómo ha cam-biado radicalmente la posición de los médicos de este país en los últimos años, en lo que se refiere a la información que el médico tratante propor-ciona a su paciente y especialmente sobre quien recae la responsabilidad de tomar las decisiones acerca del tratamiento a seguir, muy señalada-mente en lo que se refiere a inversiones quirúrgicas.

Dice allí que hace apenas dos décadas, los médicos tomaban las deci-siones y los pacientes hacían disciplinadamente lo que se les indicaba. Ocasionalmente ocurrían, cuando surgían serias dudas, a una segunda opinión, es decir, "*el resultado de la consulta del paciente a un segundo médico con objeto de confirmar el diagnóstico o pronóstico realizado por el primer médico. Para obtenerla el paciente suele solicitar los resultados de los análisis y pruebas realizados por el primer médico y es frecuente que esto despierte el recelo del médico, infundado si su actuación ha sido correcta, puesto que el paciente solo trata de estar más seguro. Por esta razón la solicitud de la historia clínica debe realizarse con el mayor tacto y cortesía por parte del enfermo, y el médico que recibe la petición de una segunda opinión debe abste-nerse de criticar a su colega aunque su opinión técnica sea distinta*". Nos refiere Ga-wande como hasta hace pocos años, "*los médicos no consultaban a los pacientes acerca de sus deseos y prioridades y, rutinariamente retenían información, algunas veces información crucial, como las medicinas que estaban recibiendo, los tratamientos indi-cados, y el diagnóstico de la enfermedad. Se les prohibía a los pacientes ver sus propias historias clínicas: no eran su propiedad, decían los médicos. Eran considerados como niños: demasiado frágiles y mentalmente incapaces de manejar la verdad, sin llegar siquiera al nivel de tomar decisiones. Y ellos sufrían por ello. La gente era colocada en máquinas, se les daban medicamentos, se las sometía a operaciones que ellos no hubiesen escogido. Y se omitían tratamientos que pudiesen haber preferido.*"

De pronto todo cambió, y parte de las razones para esa vuelta sustancial fue la aparición del libro *"El mundo silente del doctor y el paciente"* del médico de la Universidad de Yale, Jay Katz (1922-2008) una devastadora crítica del proceso de toma de decisiones en la relación médico/paciente, que sin duda ejerció una gran influencia en el cambio que luego se produjo.

Tal vez el péndulo se haya movido excesivamente en la dirección contraria, ya que actualmente la costumbre predominante en Estados Unidos, es descargar por entero —sin comprometerse en un sentido u otro—, un caudal de información y estadísticas al paciente y sus familiares, y dejar que el paciente tome la decisión por sí mismo.

Al leer esta paradoja, mi hijo médico, Francisco A. Kerdel, comentó – creo que con razón– : *"Tampoco se puede ser como Poncio Pilatos y lavarse las manos y dejar que el paciente tome la decisión por su cuenta."* La comprensión que el médico tenga de la psique de su paciente, le permitirá ganarse su confianza y hacer que su consejo prevalezca.

La medicina alopática
vs
la medicina homeopática

Alopatía (del griego **allos** = diferente, y **patos** = sufrimiento) fue el término acuñado por el médico alemán Samuel Hahnemann (1755-1843) para describir el enfoque adoptado por la medicina ortodoxa, que indica medicamentos para suprimir los síntomas de una enfermedad utilizando el principio de los opuestos (por ejemplo analgésicos para el dolor, purgantes para el estreñimiento), en contraste con el sistema por él inventado denominado homeopatía, que favorece más bien que antagoniza las reacciones corporales al proceso de la enfermedad.

Desde la introducción de la homeopatía en el siglo XIX la ortodoxia médica la considera como una forma de medicina alternativa *"que pretende la curación por lo similar; en vez de atacar la causa de una enfermedad mediante un producto antagonista, se deberían administrar pequeñísimas dosis de productos que provocan los mismos síntomas que la enfermedad que se desea tratar. Según la teoría homeopática, el organismo reaccionaría ante estas microdosis, repeliendo, por sí mismo, la enfermedad y alcanzando la curación. Está comprobada su eficacia en numerosos casos, y existe homeopatía veterinaria que resulta eficaz. Sin embargo, su mecanismo de acción es desconocido, y existen muchos oportunistas que la practican sin haber estudiado a fondo lo poco que se sabe de ella"*.

Novelas médicas
vs
autobiografías médicas

Es pertinente distinguir entre novelas con temas relacionados con la medicina, cuyos protagonistas principales son generalmente médicos (y que, adicionalmente, en ocasiones son escritas por médicos), de los ensayos autobiográficos cuyos autores son médicos. En el primer caso se trata de ficción, en el segundo de verdaderas memorias.

En los tiempos que corren, aun los autores no-médicos de novelas sobre temas médicos o en que los protagonistas son médicos, y donde por su propia naturaleza se explica y sobrentiende una cierta licencia indefinida a jugar con la ficción, llevan a cabo disciplinadamente una ardua labor de investigación que puede durar meses o años, bien para ubicar su acción con toda propiedad dentro del ambiente que describen, y principalmente para que los diálogos en todo lo relacionado con la medicina se aproximen lo más posible a la realidad.

Resultado de esa "responsabilidad" auto-asumida de la novelística contemporánea cuando aborda estos campos especializados del conocimiento, que esté basada con frecuencia en un trabajo delicado de "investigación" para obtener la información pertinente, lo que el público lector toma muy en serio cuanto lee en las novelas, asumiendo de buena fe que lo que aparece impreso en blanco-y-negro corresponde a la realidad, o al menos a la realidad como la interpreta el autor del libro que lee, o bien lo que escucha en la radio o ve en la televisión. Es sin duda un elemento muy importante para formar la "matriz" de opinión, entre el público en general, sobre lo que es la medicina y lo que representan los médicos en la sociedad de nuestros días.

Por otra parte, constituyen una valiosa fuente de información e inspiración para los jóvenes estudiantes de secundaria que aspiran a estudiar medicina, o sea que están contemplando seriamente la posibilidad de estudiar medicina, y que con muy buenas razones desean familiarizarse con el tipo de vida que les ofrece una profesión con obligaciones fuera de lo común, que exige un nivel de dedicación y hasta de sacrificio poco común en otras actividades.

Una lectura de este tipo en un momento crucial de nuestras vidas, cuando aún somos jóvenes y permeables a ese tipo de influencias, puede determinar un cambio de rumbo definitivo en la escogencia de la medicina como la profesión a la que van a consagrar el resto de su existencia.

Recuerdo haber leído la influencia que en este sentido tuvo por años el libro "*Cazadores de Microbios*" de Paúl de Kruif (1890-1971) médico bacteriólogo y patólogo estadounidense, publicado en 1926, entre quienes aspiraban a estudiar medicina, y no pude menos que recordar con nostalgia mi lectura inicial de ese libro descriptivo de las hazañas de los responsables del descubrimiento de los agentes causantes de enfermedades infecto-contagiosas, de los vectores de algunas de esas endemias, y a veces de sus tratamientos con capítulos dedicados a Antonie van Leeuwenhoek (1632-1733), el primer "cazador de microbios"; Lazaro Spallanzani (1729-1799); Louis Pasteur (1822- 1895); Robert Koch (1843-1910); Emile Roux (1853-1933); Emil von Behring (1854-1917); Ilya Metchnikoff (1845-1916); Theobald Smith (1859-1934); sir David Bruce (1855-1931); sir Ronald Ross (1857- 1932); Batista Grassi (1854-1925); Walter Reed (1851-1902); y Paul Ehrlich (1854-1915). Ese libro llegó a mi posesión, como premio en la asignatura de biología, de manos del profesor de esa materia, doctor Humberto García Arocha, cuando cursaba cuarto año de bachillerato en el Liceo Andrés Bello de Caracas, y sin duda contribuyó a mi decisión de seguir la carrera de medicina.

En el estilo sencillo de Kruif nos narra una verdadera épica de estos "cazadores de microbios", que, con excepción de los dos primeros, realizaron esa proeza de establecer la etiología de esas enfermedades microbianas y parasitarias, en la segunda mitad del siglo XIX, descubrimientos precursores e indispensables de los avances terapéuticos que ocurrieron un siglo más tarde.

Combatir la muerte
vs
ayudar a morir

Uno de los problemas más difíciles de la medicina de todos los tiempos, a través de las más disímiles culturas y civilizaciones, es decidir cuál es el momento en que cesa la lucha por la existencia del paciente y nos resignamos a aceptar la muerte como destino final de ese fenómeno transitorio y frágil que es la vida.

Hemos visto ya, como ha cambiado la posición de la medicina contemporánea referente a la definición de muerte, del concepto multisecular de cesación de los latidos del corazón y de los movimientos respiratorios (ya que sus funciones pueden ser mantenidas artificialmente), por otro de muerte cerebral, también llamada muerte neocortical, y las dificultades para establecerla.

El diagnóstico de la muerte se define como *"el cese irreversible de las funciones del organismo como un todo unitario a partir de los signos que produce este cese de funciones. Dado que los signos tardan algún tiempo en producirse, no puede realizarse con una exactitud matemática, y existen algunos minutos en los que pueden intentarse maniobras de reanimación, en la sospecha de que aunque haya un paro cardíaco, no se haya llegado todavía a una situación irreversible para el organismo."*

Los presentes avances tecnológicos, utilizados irracionalmente, pueden dar lugar al llamado "encarnizamiento terapéutico" *("therapeutic over-zealousness"),* utilizando *"terapias que no pueden curar al paciente, sino simplemente prolongan su vida en condiciones penosas".* Esta etapa final de la vida puede dar lugar a la llamada "orden de no resucitar" u "órdenes de no reanimación", *"que se hacen figurar en la historia clínica de un paciente para que, en caso de paro cardíaco, ni el equipo de enfermería ni el médico de urgencias intenten maniobras para reanimar al paciente y le dejen morir. Se emplean en caso de pacientes en que se sabe positivamente que dichas maniobras constituirán encarnizamiento terapéutico o serían fútiles".*

Pero realmente el problema no radica solamente en esos actos, a veces justificados, a veces desesperados, por resucitar a un paciente, sino en el concepto prevalente en la actualidad, tal vez subconsciente, de una resistencia irracional a aceptar la muerte como un hecho biológico final y definitivo, una ley a la cual estamos sometidos, sin excepción, todos los organismos vivientes, desde los unicelulares hasta el hombre en su inmensa complejidad estructural y funcional.

De allí se deriva la sensación injustificada de que la muerte natural es un fracaso, o al menos una falla, del acto médico, algo totalmente absurdo, pues nadie mejor que el médico está familiarizando con esa transición de la vida a la muerte y la irreversibilidad de la misma, una idea que a nivel individual y personal tratamos de poner de lado a lo largo de toda la vida.

Esta situación se deriva sin duda de que muchas enfermedades terminan en la muerte (con demasiada frecuencia, una muerte prematura, si tomamos en cuenta la expectativa de vida actual), y que esa muerte en algunos casos puede ser atribuida a mala praxis médica, entre ellas, a errores y complicaciones quirúrgicas, en otras palabras, a la intervención del (o los) médico(s).

Debe ser duro ejercer la gerontología y tener que lidiar continuamente con el deterioro gradual del organismo hasta llegar ineluctablemente a la muerte.

Cada médico, según su edad, especialidad y experiencia tendrá que confrontar esa situación dolorosa y compleja, y se formará su propia opinión al respecto, por eso es útil conocer los sentimientos que despiertan en colegas que lo han descrito en sus memorias y ensayos:

Pedro Lain Entralgo:

"¿La muerte, horizonte de la actividad médica? El medico trata de evitarlo; pero bajo forma de posibilidad, tan pronto como la enfermedad se agrava, y de inminencia, cuando el terapeuta se ve impotente frente a la progresiva extinción de la vida, ineludible horizonte de los actos médicos es la muerte del enfermo por la frecuencia y gravedad de las situaciones en que el riesgo y la inminencia de la muerte ponen al médico, hoy más que nunca es preciso enseñar a éste lo que la muerte es; la muerte humana se entiende. A tal respecto hay que distinguir entre el hecho, el acto y el evento de la muerte. El hecho: lo que realmente sucede en el organismo del hombre en el trance de su defunción. El acto: lo que el moribundo hace cuando siente y piensa que irremisiblemente va a morir pronto.

El evento: lo que socialmente acontece como consecuencia de la muerte de un hombre. Todo ello importa al médico, y muy poco acerca de ello se le dice".

Fernando Serpa Flores:

"Concluidos esos largos años de esfuerzo sostenido, el internado... con las lentas noches de vigilia y el enfrentamiento con la muerte, que comenzaba a manejar su guadaña ante nuestros ojos con cínica socarronería, como queriéndonos decir que habíamos perdido el tiempo estudiando la manera de combatirla, pues ella habría de ser, al final del juego, la triunfadora siempre.

Solo al paso de los años y de contemplar el sufrimiento se llega a comprenderla y a saber que la respetable enemiga es leal y sabia. Es difícil lograrlo, pero imperceptiblemente, como una amante que gozase haciendo sufrir a su enamorado, va dejándonos conocer sus escondidos encantos. En el sitio más inesperado fue nuestro primer encuentro amistoso o la primera vez que la llamé, conciliadoramente, reconociendo que quizá por mi inexperiencia no había tenido ocasión de apreciar sus cualidades, llevado por la vanidad de mi soberbia. En el llamado hospital de los caídos, en un leprocomio, al compartir el dolor con esos hermanos mutilados y ciegos, elevé una plegaria silenciosa a la muerte pidiéndole perdón por mi incomprensión ante ella..."

Aceptar de buen talante lo que significa la muerte es imposible para la gran mayoría de los seres humanos, y en el gran misterio que representa se fundan las religiones pasadas y presentes.

Pero, de comprenderla y aceptarla a contribuir activamente a acelerar, como se pretende con la eutanasia o con la llamada "muerte asistida" hay una gran distancia.

Hay que distinguir allí entre la "ayuda al suicidio" *("assistanse to suicide")* que es la *"colaboración médica al suicidio del paciente, generalmente aportándole medicamentos en dosis suficiente como para provocarle una muerte sin dolor. Se diferencia de la eutanasia en que el médico no aplica personalmente dichos medios. Paradójicamente, su práctica no lleva al suicidio del paciente en la mayor parte de los casos, sino que le aporta la tranquilidad de que, en caso de empeorar su enfermedad, tendrá un recurso a mano. Una petición de ayuda al suicidio por parte del enfermo suele desvelar un sufrimiento inadecuadamente tratado. Así, es frecuente que el médico tenga miedo (injustificado) a recetar morfina; escatimarla es un error muy común, que sólo produce sufrimientos inútiles".*

En cambio por "ayudar a morir" *("helping to die")* se entiende la *"labor de atención del médico en los últimos momentos de la vida de un paciente. Incluye los cuidados paliativos necesarios para su alivio físico (dolor, molestias) y el apoyo y el consuelo moral necesarios (compañía, serenar inquietudes, asistencia religiosa)".*

Con relación a este último rol del médico, cuando se trata del consuelo y apoyo moral al paciente y a sus más próximos parientes, es preciso coordinar acciones con los familiares, con los religiosos (si el paciente es creyente) y hasta con organizaciones establecidas para este efecto, tal como el llamado "movimiento por la muerte natural" *("The Natural Death Movement",* en Gran Bretaña), que hace un símil entre el nacimiento y muerte de una persona, sustentando la idea de que el paciente prefiere morir en su propia casa y acompañado de sus familiares e íntimos amigos, que en el ambiente frío, deshumanizado y anónimo de un gran hospital, y hasta llega a proponer un nuevo actor, especialista en calmar la ansiedad por la proximidad de la muerte, el equivalente a lo que representa una comadrona en un parto. Es una naciente idea que quizá pueda desarrollarse y para llegar a cumplir una importante función social. En la página Web de esa organización (www.globalideasbank.org) podemos encontrar una interesante disquisición acerca de lo que denominan "muertes valientes y conscientes" de destacados personajes históricos, con detalles acerca de los últimos momentos de hombres y mujeres cuyos ejemplos son modelo para el resto de los seres humanos.

Atención gerenciada de la salud
vs
honorarios por servicios prestados

El sistema tradicional de remuneración de los médicos ha sido el de honorarios por servicios prestados.

De acuerdo con el *Diccionario Espasa de Medicina*, los honorarios son la denominación al "*dinero que recibe el médico o, en general, cualquier profesional liberal, por el ejercicio de su profesión. Ese nombre hace referencia a que dicho dinero es, más que pago, una recompensa al honor que merece la dedicación atenta a los demás: la atención médica y el dinero son desproporcionados y éste es inadecuado para medir el valor de aquella.*"

En este sentido la medicina se divorcia radicalmente de las demás profesiones liberales (abogacía, ingeniería, arquitectura, etc.), ya que sus honorarios no están basados en el poder económico del paciente, o una estimulación del valor económico del servicio realizado, sino en la complejidad y dificultad del servicio prestado, y hoy en día más que nunca, la mayor parte de las veces se rigen por tablas o baremos que fijan de manera precisa la remuneración para cada procedimiento médico o quirúrgico y son establecidos por terceros no-médicos (generalmente compañías de seguro).

La "atención gerenciada de la salud" es la conocida en inglés como "*health maintenance organization*", comúnmente nombrada como HMO, que tiene sus raíces en organizaciones sin fines de lucro, como la Kaiser Permanente, que fue una de las primeras instituciones que ofreció servicios médicos prepagados, desde la década de los años 30 del siglo XX. La base conceptual o filosófica del sistema se fundamenta en que es más económico pagar un servicio médico en forma continua, en el que el facultativo tenga un interés material en mantener la buena salud del cliente, y que si llega a enfermarse, los gastos derivados a ese mal estado de salud, ya están comprendidos en la prima que paga regularmente, y no tendrá costos adicionales, de modo que la institución tendrá un verdadero interés financiero en velar por la buena salud de sus socios. La idea central de que se paga una suma moderada, regularmente para que te mantengan sano y no pagas nada adicionalmente cuando te enfermas, resulta evidentemente atractiva al gran público. Además se conjugaban en una misma institución —haciéndola teóricamente más eficiente—, dos actividades anteriormente divorciadas, la del seguro médico y la de la atención médica.

Como es de imaginar, las cosas no son tan sencillas como se observan a primera vista, y en la práctica los HMO se han ido desnaturalizando hasta convertirse en poderosas instituciones, con fines de lucro, que van absorbiendo progresivamente la atención médica en muchos países.

Los acontecimientos se sucedieron por etapas. Cuando a partir de la década de los años 70, los costos relacionados con la asistencia médica en Estados Unidos, crecieron mucho más rápidamente que el resto de la economía, se pensó que el sistema de honorarios por servicios prestados era una de sus causas, ya que los médicos no tenían ningún incentivo en tratar de controlar los costos. Con la idea de disminuir dichos costos, la administración del presidente Richard Nixon propuso al Congreso de Estados Unidos la "ley de las organizaciones de atención gerenciada en salud" en 1973, que creó el término HMO y exigió a los negocios con más de 25 empleados a ofrecer cobertura tipo HMO a sus empleados, cuando se les daba algún tipo de seguro. La ley otorgaba fondos federales para ayudar al inicio de los HMO en ese período de desarrollo. El término HMO fue creado por el Dr. Paul Ellwood (1926-), consejero sobre salud de Nixon, para describir una organización que combinaba seguro y asistencia médica en una misma organización.

Luego el Congreso Norteamericano aprobó la "ley del seguro de pensión del empleado retirado" (llamada ERISA), en 1974, para proteger a los HMO de la mayor parte de las demandas por mala praxis médica.

A fines de 1970, los HMO eran todavía una parte muy reducida del sistema estadounidense de atención a la salud, alistando tan sólo al 5% de la población. Esa participación creció 400% en una década, de 9 millones en 1980 a 36 millones en 1990. En 1987, 27% de los empleados estaban incorporados, y ya en 1996 la cifra había aumentado a un 74%.

La mayoría de los estadounidenses están alistados en HMO, con fines de lucro, tales como Aetna o Cigna. Esas organizaciones con fines de lucro representan el 75% de los planes HMO (de 18% que eran en 1981).

La capitalización de estos negocios de HMO, en compañías de este tipo registradas públicamente y cuyas acciones se comercian en la bolsa, creció de 3,3 millardos de dólares en 1987 a 38,9 millardos a fines de 1997.

De acuerdo con la Organización Mundial de la Salud (OMS) el gasto total en salud por habitante para el año 2011 en Estados Unidos fue de US$ 8.608 y este gasto como porcentaje del producto interno bruto (PIB) ascendió al 17,9%.

El ethos48 de la medicina
vs
el ethos de la cultura general

La hipótesis que nos inclinamos a manejar a lo largo de las páginas de este libro es que los estudios médicos primero, y más tarde el ejercicio propiamente dicho de la medicina, para bien o para mal, influye determinadamente en la manera de ser, en la manera de comportarse y de entender la vida del médico. Por tanto se justifica, lo que hemos pretendido en este trabajo, que es ver la producción literaria y científica del médico, como una creación con un común denominador, que de cierta manera está influenciada por ese *"ethos"* médico que marca a los iniciados de esta profesión. Por ello hemos pretendido aislar, identificar y señalar la creatividad del médico, como un producto singular, que merece ser estudiado aparte y juzgado por sus propios méritos. Tal vez sea un tanto radical pretender que aquellos que tan solo se han acercado tangencialmente y por poco tiempo a la medicina se hayan "contagiado" o "contaminado" (según la óptica con que se observe), de ese *"ethos"* tan peculiar, pero sin duda es un elemento penetrante que no podemos poner de lado fácilmente.

Si puede concebirse un *"ethos"* particular a cada segmento de la cultura, la medicina sin duda es uno de ellos.

Para el erudito en la historia de la medicina es fácil establecer que han existido individuos con una gran curiosidad por el cuerpo humano, como por la medicina, sin ser médicos, ejemplo el caso de Leonardo da Vinci (1452-1519), quien posiblemente dominaba mejor su anatomía que los graduados de medicina de su época. De manera que ese *ethos* médico seguramente es compartido por intelectuales que se han interesado seriamente por ese estudio serio del cuerpo humano y de las enfermedades que lo afectan, determina una cierta metodología que luego se refleja en cualquier tipo de obra creativa del médico y muy especialmente en la literaria. Es una proposición debatible pero posible y aun probable.

---

[48] *Ethos* es la palabra griega que significa "carácter" que se utiliza para describir las creencias e ideales que caracterizan una comunidad, nación o ideología.

Médicos famosos como médicos
vs
médicos famosos en otras disciplinas

La historia de la cultura universal nos permite identificar a grandes hombres (y mujeres) cuya creatividad y genio se desarrolló en el terreno de la profesión médica por ellos escogida. Es el caso de Hipócrates, Galeno, Avicena, Averroes, Maimónides, Vesalio, Harvey, etc.

En cambio hay un importante número de médicos que habiéndose destacado en otros campos ajenos a la medicina, la posteridad no los identifica como tales, olvidando tal vez que en su creatividad, conducta, acciones y logros, su formación médica contribuyó, al menos parcialmente, en sus aportes originales que han dado forma y contenido a nuestra cultura.

Recordemos en el grupo de los famosos en otras disciplinas, al apóstol San Lucas (siglo I, religión), Nicolás Copernico (1473-1543, astronomía), John Locke (1632-1704, filosofía), Carlos de Linneo (1707-1778, botánica), Jean-Paul Marat (1743-1793, política), Cesare Lombroso (1836-1909, criminología), Henri Dunant (1828-1910, filantropía).

Cirugía humana
vs
cirugía robótica

El impresionante crecimiento del poder de computación que se rige por la Ley de Moore[49] establece que los *chips* mejoran a una tasa acelerada, es decir que esas mejoras se multiplican y que se hacen doblemente más capaces cada dos años, lo que quiere decir en realidad que en los últimos cuarenta años los microprocesadores se han hecho millones de veces mejores, lo que tiene numerosas e importantes implicaciones en el sector salud.

Los tres avances más señalados que ha permitido han sido: la cirugía a control remoto, la cirugía invasiva mínima y la cirugía sin intervención humana.

La cirugía robotizada ya se ha establecido firmemente en los últimos años y entre sus ventajas se puede anotar su precisión, incisiones reducidas, menores hemorragias, menor dolor y menor tiempo de recuperación.

Aquí nos limitaremos a especular con lo que puede ocurrir utilizando la visión de Jaron Lanier (1960-)[50] en su ya famoso libro *"Quién es el dueño del futuro"*[51]:

> *"Nano robots, radiación holográfica, o solamente los viejos robots ordinarios, usando endoscopios, podrán algún día llevar a cabo cirugía cardíaca. Estos aparatos realizarán el papel económico que los*

---

[49] Establecida por Gordon E. Moore (1929-) acerca de la historia del *"hardware"* de la computación, cuyo número de transistores en circuitos integrados se dobla cada dos años aproximadamente.

[50] Escritor, científico de la computación y compositor de música clásica estadounidense.

[51] *"Who Owns the Future"*, editado por Simon & Schuster, New York en 2013.

MP3 y los teléfonos celulares inteligentes hicieron en llevar la música. Cualesquiera que sean los detalles, la cirugía será entonces reconcebida como un servicio de información. El papel de los cirujanos humanos en este caso sin embargo no está predeterminado. Ellos seguirán siendo esenciales, por cuanto la tecnología dependerá en la data que tiene que venir de la gente..."

El reto de la atención primaria: Ambulatorios tradicionales vs programa de origen cubano Barrio Adentro

Por atención primaria entendemos *"la atención médica no especializada que constituye el escalón inicial de la atención al enfermo en los sistemas sanitarios estatales"* (Diccionario Espasa Medicina).

A partir del año 2003 el Gobierno venezolano optó por crear un sistema dual de atención primaria, dando fuerte apoyo económico a un nuevo programa ideado y planificado en Cuba con el nombre de misión "Barrio Adentro", manteniendo los ambulatorios existentes de manera marginal.

No equivocaron sus objetivos los ideólogos de la revolución comunista cubana cuando centraron su atención en este sector de los cuidados médicos, ya que aparte de la evidente importancia de ser el primer contacto entre el médico y su paciente y los vínculos que ello genera, se acepta generalmente que cerca del 80% de los males que acusa el paciente que ocurre a una consulta de atención primaria se curan sin intervención médica alguna, lo que significa de entrada un éxito terapéutico asegurado … no importa que medicina prescriba el médico tratante, los síntomas desaparecerán por si solos en unos pocos días … y el paciente siempre lo atribuirá al fármaco prescrito por el facultativo y a su pericia profesional.

Posiblemente en base a ello los cubanos organizaron un sistema acelerado, masivo y evidentemente incompleto de formación de médicos, y tal vez cuando se apercibieron que no tenían un mercado doméstico para la cantidad de médicos que formaban resolvieron exportarlos, cuidando muy bien de que apareciera como un gesto de altruismo internacional, cuando en realidad han convertido esa supuesta cooperación en un comercio humano, que le permite al Gobierno de la isla equilibrar su presupuesto. Las denuncias al respecto son numerosas, pero como dice el refrán "para muestra basta un botón", y tomamos una información del

5/02/2014, que describe el caso de una médico cubana que se unió al programa "Más Médicos" de Brasil (semejante a "Barrio Adentro", pero que envía a los médicos cubanos a zonas rurales remotas) lanzado por el Gobierno brasileño en el año 2013, declarando que recibe tan solo US$ 400, pese a que el acuerdo entre Brasil y Cuba establece un salario mensual de US$ 4.166.

Sin duda el régimen cubano está haciendo un pingüe negocio con esa masiva exportación de médicos y es una motivación importante en el origen de "Barrio Adentro" ya que ese envío de médicos cubanos a Venezuela compensa en buena parte la entrega diaria de cien mil barriles de petróleo venezolano a Cuba.

Según Wikipedia, la misión "Barrio Adentro" es *"un programa social … con ayuda del Gobierno de Cuba, que se caracteriza en la utilización de médicos cubanos y venezolanos, para ofrecer servicios de salud a la población venezolana en las zonas pobres del país (llamados barrios), en ambulatorios pequeños construidos y dotados de insumos médicos en zonas inaccesibles y que quedan lejos de los hospitales."*

Leí hace poco tiempo el libro en inglés *"Revolutionary Doctors"* (Doctores revolucionarios) del autor estadounidense Steve Brouwer, una verdadera apología al sistema cubano de atención y formación médica, ausente de toda crítica negativa a un programa cuya validez, utilidad y permanencia están por verse.

Del entusiasmo inicial por el programa hay que sustraer en la actualidad el abandono de muchos de los módulos y la deserción de numerosos médicos cubanos.

Médicos tradicionales
vs
médicos integrales comunitarios

Tal como ya hemos mencionado (Paradoja 24a) las innovaciones educativas son altamente riesgosas, pues sus resultados solo pueden establecerse de manera realista, definitiva y convincente muchos años más tarde, y cuando son negativos pueden afectar de modo irreversible a muchas personas, a veces a toda una generación, antes de poder introducir los correctivos necesarios.

Por ello –entre otras múltiples y bien fundadas razones- la iniciativa del Gobierno de Venezuela de introducir un sistema paralelo de educación médica, basado en el sistema cubano de medicina simplificada, tratando de homologarlo al sistema tradicional de educación médica es sin duda una improvisación cuyas consecuencias pueden crear confusión y serias fallas en el sistema de salud del país, como ya se viene observando.

Los estudios médicos en Venezuela tienen una larga tradición, que se inicia durante el período colonial, concretamente el año de 1763 –es decir hace ya 250 años- cuando el médico mallorquín Lorenzo Campins y Ballester (1726-1785) obtiene los permisos necesarios otorgados por el rey de España para iniciar los estudios de medicina en la entonces Real y Pontificia Universidad de Caracas fundada en 1721 (actual Universidad Central de Venezuela). Desde ese entonces, ininterrumpidamente, se ha enseñado la medicina en sus aulas, bibliotecas, laboratorios y hospitales asociados, incorporando periódicamente nuevos conocimientos y técnicas a sus sistemas de enseñanza como por ejemplo ocurrió al iniciarse la era republicana con los aportes de José María Vargas (1786-1854) quien después de graduarse de médico en Caracas cursó estudios de postgrado en medicina (oftalmología, anatomía, patología) y en otras materias como mineralogía, botánica y química en la famosa Universidad de Edimburgo. A su regreso a Caracas en 1825 fue nombrado profesor de Anatomía y en 1827 es nombrado Rector de la Universidad Central de Venezuela, el primer médico en alcanzar esa elevada posición académica, desde donde puede introducir diversos cambios para modernizar esas instituciones. En 1835 llega a ser, aunque por poco tiempo, el primer presidente civil de la naciente república.

El ejemplo de Vargas, de viajar al exterior para perfeccionar los conocimientos adquiridos en Venezuela y regresar luego al país para aplicarlos, es seguido ininterrumpidamente hasta nuestros días por sucesivas generaciones de médicos -primero en Europa, principalmente en París, y a partir de la II Guerra Mundial en los Estados Unidos-, lo que ha permitido a la medicina venezolana mantener un muy alto nivel científico, siempre al día, actualizada con esos aportes mantenidos por cada nueva generación de médicos.

Las evaluaciones ya efectuadas a los llamados médicos integrales comunitarios dejan mucho que desear, y es bastante obvio que con una corta, improvisada y deficiente formación académica impartida por docentes sin entrenamiento ni experiencia, por lo tanto igualmente improvisados, pueda obtenerse un resultado distinto.

"La sociedad mercantil cubana 'Comercializadora de Servicios Médicos Cubanos', que es la empresa intermediaria que envía médicos contra reembolso a razón de cuatro mil dólares por cada profesional cedido y de los cuales el médico mismo recibe solo 400... El escritor cubano Carlos Montaner al referirse a los 'esclavos modernos', a los médicos cubanos: 'Son los esclavos preferidos delComandante: Los alquila, los vende, los presta, los cambia por petróleo, los utiliza como coartada para justificar su dictadura."

Si el problema era que efectivamente había que aumentar el número de profesionales de la salud, había otras soluciones mejor probadas, tal como la del "Asistente Médico" de los Estados Unidos, que lleva a cabo algunos procedimientos médicos, pero siempre bajo la vigilancia y control de un médico calificado.

EPÍLOGO

Para terminar, deseo manifestar una vez más, que me siento feliz, realizado y afortunado de haber elegido la medicina como profesión y haberme dedicado a ella con entusiasmo y de modo consistente, al igual que lo hizo mi abuelo materno, dos tíos maternos, mi hijo mayor, mi nieto, mi hermano, dos cuñados, un sobrino, un primo-hermano paterno y otro materno, y uno de sus hijos, pues es una ciencia y un arte noble y antiguo. Cinco generaciones de médicos en una familia es lo que podríamos llamar "una dinastía médica" (algo nada infrecuente en los antiguos países de Europa, por ejemplo Jean Civatte, profesor de dermatología en París, es la novena generación de médicos en su familia). Si se piensa en nepotismo o tráfico de influencias en este particular, recuerdo que con motivo del informe de una comisión parlamentaria sobre educación médica (en Gran Bretaña) uno de sus miembros no médicos, al suscribir la opinión de que no habían encontrado ventajismo para la admisión de los hijos de médicos en las escuelas de medicina de aquel país, acotó que aunque así fuese no vería en ello un factor negativo, pues eran los hijos de los médicos quienes posiblemente tenían una idea más realista de lo que es la medicina, que está distanciada por igual de las dos visiones opuestas, de un apostolado (cuasi-religioso) en un extremo, o de un negocio lucrativo en el otro.

Y, si además de gustarte lo que haces, estás convencido —como yo siempre lo he estado— de que con tu trabajo estás ayudando y mejorando la calidad de vida de quienes te consultan, y que, adicionalmente, mediante tu magisterio y publicaciones, puedes hacer extensivo tus conocimientos y experiencias al prójimo en general, ayudándolo a liberarse de enfermedades, a impedir que ocurran, y así disponer de mejor salud, francamente no encuentro algo que pueda competir con éxito en esa elección que nos depara la vida, de escoger lo que queremos hacer, para así llenarla y cumplir con una función cuya utilidad y beneficios no dejan lugar a dudas, en el cumplimiento cabal del periplo vital que el destino nos tiene asignado.

¿Quo vadis medicina?

El estudio de los dilemas, contradicciones y paradojas de la medicina actual nos lleva necesariamente a intentar un diagnóstico de su situación presente y las posibles correcciones del rumbo que lleva la medicina como profesión liberal en un futuro predecible (por su inmediata proximidad), ya que a mediano y largo plazo es un ejercicio intelectual fútil pues es prácticamente imposible hacerlo con algún grado de credibilidad, dada la magnitud y significación de los cambios que cabe esperar.

En la medida que la medicina dependa por completo —tendencia que se acentúa por momentos—, del talento y creatividad externa, es decir, ajeno a sus propios recursos humanos formados en su seno, tanto en la ciencia y tecnología que la fundamenta y la hace practicable, por una parte, como de una administración impuesta por un mercado que los médicos siguen ignorando como algo externo a su ejercicio profesional, persistirá en algún grado la sensación de frustración e incertidumbre acerca del futuro de nuestra profesión. Por otra parte, la clase más desprestigiada de nuestra época, la de los políticos, interesados tan solo en obtener el voto de la mayoría en las próximas elecciones, sabiendo muy bien la importancia que el electorado le atribuye a la salud, no vacila en hacer promesas demagógicas y populistas en este sector, en que a fin de cuentas afecta la credibilidad de la medicina y de los médicos, pues en la confusión creada en forma tan irresponsable como desordenada es difícil establecer la culpabilidad y diferenciar un objetivo irracional de la falta de su cumplimiento que es fácil atribuir el eterno chivo expiatorio, los supuestos ejecutantes de programas mal concebidos e imposibles de realizar idóneamente. Tal, con toda seguridad, será el destino final del programa "Barrio Adentro" de la administración Chávez con supuestos médicos importados de Cuba para llevar el ejercicio de la medicina, junto al adoctrinamiento marxista-cubanizado siguiendo el modelo fidelista (híbrido tropical caribeño muy *sui géneris*) al interior de los barrios más depauperados en los cerros que circundan a Caracas y en otras ciudades del país. A la postre su significación se referirá exclusivamente al componente humano de tomar en cuenta la necesidad en materia de servicios médicos de esa población, y que un gobierno los haya recordado, aunque sin duda resentirán ser tratados por médicos extranjeros, de una formación científica dudosa, más interesados en el proselitismo político que en su bienestar corporal o anímico.

Después de todo su porvenir está siendo marcado por hombres y mujeres ajenos al gremio, a sus objetivos, a su problemática, a su tradición y a su misma esencia. ¿Podemos confiar en ello y pensar por un solo momento que han de adoptar como propias aquellas ideas y principios que han modelado la medicina desde los tiempos de Hipócrates? Admitamos de inicio que es poco probable y que por tanto es comprensible que los médicos seamos cautelosos y desconfiados al aceptar como panaceas esas recetas supuestamente curativas de la compleja problemática de la salud, cocinada a nuestras espaldas.

Por ello es deseable que los médicos se especialicen en áreas de las ciencias básicas, especialmente en biología, genética, inmunología, bioestadística y farmacología, donde se perciben los nichos de la investigación más relevantes y productivos en un futuro inmediato, e igualmente en disciplinas híbridas como la bioingeniería, administración de los hospitales, etc., que deben incorporarse sin dudas o dilaciones en departamentos bien estructurados en las facultades (escuelas) de medicina. De esta manera, no solamente, al menos parte de la creatividad, innovaciones y descubrimientos en estas materias saldrá de las entrañas de donde se imparte el conocimiento a quienes aspiran a convertirse en médicos, sino en caso de que estos conocimientos —probablemente la mayor parte de ellos— tengan otras fuentes de origen, su compresión, adaptación y utilización se realicen de una manera inteligente, razonable y expedita, pues encontrarán en el seno del cuerpo docente médico una caja de resonancia apropiada a las nuevas tonalidades y ritmos de ese esfuerzo investigativo.

Por otra parte, dado el grado de madurez alcanzado en forma un tanto precipitada y con poca experiencia previa, de la gigantesca y polifacética industria de la salud, es necesario que tanto el gremio como las facultades de medicina dediquen tiempo y esfuerzo a entender mejor las relaciones del "mercado" con la profesión y a influir directamente en nuevos esquemas corporativos que den más y mejor participación a los médicos, como los actores protagónicos fundamentales de todo el proceso asistencial.

En ambos aspectos, que realmente son fundamentales para la profesión médica, tanto en lo que supone su futuro crecimiento y desarrollo (investigación científica), como en sus intrincadas relaciones económicas con la sociedad a la que sirve, solo podrá lograr sus objetivos de mantener su preeminencia, si logra mantener en sus cuadros de recursos humanos a los mejor dotados, debidamente formados e informados a la par que adaptados y alertas a los cambios que continuamente se presentan en una dinamia cada vez más acelerada.

Todo ello representa un gran reto a las escuelas de medicina, pues a la luz de los presentes desafíos, en el orden de la gestación de los conocimientos médicos y de su aplicación práctica, pone de relieve la incapacidad de la profesión médica actual para abarcar los nuevos campos que la evolución del ingenio humano está marcando en el presente y que seguramente ha de creer exponencialmente en el futuro. *"Laissez faire, lessaiz passer"*, es el récipe seguro para un continuo decrecimiento, atrición y futura extinción, al menos de cómo entendemos lo que es la medicina en un curso histórico exitoso de dos y medio milenios ininterrumpidos.

La otra conducta, la de tratar de entender los cambios, y de preparar los recursos humanos necesarios dentro de sus propias estructuras para tomar parte activa en la conducción de esos cambios, parece ser la estrategia más aconsejable y pertinente en un momento de gran turbulencia mundial, en el cual se ensayan nuevos sistemas en la administración colectiva de los servicios de salud.

Pero antes de tocar el tema de la incorporación de nuevas disciplinas, incluso de la creación de disciplinas híbridas, dentro de las escuelas de medicina, es preciso referirnos aunque sea muy brevemente, a la importancia de atraer a los estudios de medicina a los estudiantes más brillantes y con un futuro más promisorio de la presente y futuras generaciones, y es allí donde debemos centrar un esfuerzo inteligente de hacer llegar a los colegios y liceos un mensaje optimista y hasta entusiasta muy claro acerca de las oportunidades y desafíos de la medicina del futuro. Hasta años recientes la medicina, como gremio, no había tenido problemas al respecto, ya que en cada nueva generación de jóvenes, era la carrera preferida por los estudiantes de secundaria, y con los procesos de selección utilizados siempre podíamos garantizarnos la captación de los más brillantes y promisorios. Estudios recientes, de diferentes fuentes, de distintos países, parecen indicar que el péndulo ha comenzado a moverse en dirección contraria, y que los jóvenes, bien sea por pereza intelectual y física (largos, costosos y sacrificados estudios y ejercicio profesional), o bien sea porque perciben los problemas que confronta una medicina actual en crisis, han puesto sus miras en otras carreras profesionales. Hacerles ver con toda objetividad las oportunidades y retos de la medicina del futuro, es la mejor estrategia a seguir, siempre y cuando el mensaje sea difundido por líderes esclarecidos, motivados, entusiastas, convincentes y sobre todo inspirados. Es una tarea colectiva para las grandes escuelas de medicina, y dado el avance del proceso globalizador, el mensaje es universal, y esos líderes convincentes y persuasivos, seductores intelectuales, deberán ser reclutados en el ámbito internacional, donde quiera que se encuentren.

La creación de nuevas cátedras, departamentos y divisiones con disciplinas híbridas, donde se establecen puentes e interrelaciones con otras áreas del conocimiento, cuyo desarrollo se sabe o se presume que va a afectar directamente la praxis médica futura, debe hacerse con un plan de acción bien meditado y de implementación progresiva.

Si partimos de la premisa que los jóvenes -hombres y mujeres-, más dotados, son simultáneamente los más ambiciosos desde el punto de vista intelectual, debemos comprender de inicio, que son sin duda las grandes interrogantes y las controversias que siguen abiertas, como si dijéramos desafiantes, las que más cautivan y atraen a esos cerebros inquietos con un potencial interesante en busca del sendero apropiado. No es por tanto la magnitud y complejidad del problema lo que desanima a estos jóvenes a elegir la medicina como el centro de su actividad intelectual, sino más bien la falta de un mensaje claro y decidido por parte de sus actuales líderes naturales, que están un tanto perplejos e indecisos sobre el camino a tomar.

La tradición médica, característica importante de nuestra profesión dada su antigüedad e importancia, es un obstáculo casi imposible de superar, para aquellas fuerzas que pretenden convertir la praxis de la medicina en un mero ejercicio de sofisticada tecnología, apartando sus intereses de la generación de los conocimientos que nutre esa tecnología, de la inventiva relacionada con la misma y de su administración a la sociedad a la que sirve. Los médicos han sido los actores y protagonistas de todo el drama del sector salud, y compartir ese protagonismo les cuesta trabajo en aceptar. En vista del crecimiento y complejidad adquiridos por las ciencias de la salud, dentro de las cuales la medicina es un actor más, es desde todo punto de vista aconsejable tratar de entender lo que ocurre en esas disciplinas vecinas a la nuestra, que nutren de conocimientos y tecnologías a lo que hemos considerando hasta ahora nuestro indisputado territorio, bien demarcado por la tradición, y de allí el resentimiento y resistencia que suscita lo que visto desde el punto de vista del gremio médico puede significar una agresión destinada a tomar, "robar", de nuestras manos el rol protagónico en la conducción de nuestras actividades profesionales. Tal disputa no tiene sentido si no comprendemos de una vez por todas la necesidad de penetrar, infiltrar, comprender, absorber, e hibridizar esas áreas fronterizas que contribuyen a nutrir, enriquecer y desarrollar la praxis médica.

Tal vez sea necesario un nuevo *"Informe Flexner"*, con un diagnóstico incontrovertible de la actual situación de la medicina y con recomendaciones precisas de los cambios que exige la formación médica de nuestros días. Una meditación de esa naturaleza, realizada por un equipo multidisciplinario de reconocida autoridad, podría ser la guía que precipitara la necesaria "reacción en cadena" que permita iniciar los cambios que se juzguen convenientes.

Las **paradojas médicas** pueden ser un buen punto de partida para entender los problemas de la medicina contemporánea.

Pienso que las novelas "heroicas" sobre los grandes descubrimientos y avances de la medicina, tipo *"Cazadores de Microbios"* de Paul de Kruif, han ejercido en el pasado, y lo siguen haciendo en la actualidad, un influjo seductor "cuasi-mágico" sobre los jóvenes lectores y es una de las influencias positivas que puede ejercerse sobre una determinada generación para captar a los mejores, sin los cuales el futuro de nuestra profesión entrará irremisiblemente en un limbo de impredecibles negativas consecuencias. El futuro de la noble profesión, como ya hemos señalado, depende en buena parte de que sea capaz de seguir atrayendo, motivando y enganchando a los jóvenes mejor dotados intelectualmente a escoger los estudios médicos y el ejercicio posterior de la medicina como destino integral de sus vidas.

Los desafíos de la medicina actual

El breve bosquejo descriptivo de los conceptos opuestos precedentes, necesariamente nos lleva a pensar en la manera de resolver potenciales conflictos y en entender con clarividencia que cada una de estas paradojas genera un reto. El reto de aceptar, estudiar y corregir las críticas que se le han hecho a la medicina, cuando encuentran algún soporte y justificación, aunque muchas veces aparezcan exageradas y manipuladas. El reto por resolver evidentes contradicciones en el arte de ejercer la medicina, de entender y aprovechar los grandes beneficios de la investigación científica y aplicarlos sabiamente al manejo de las enfermedades, pero al mismo tiempo sin perder de vista sus implícitas limitaciones, y el equilibrio entre el componente tecnológico y humanista que debe operar en una serie con balance permanente, y regir en todo momento la conducta del facultativo, para que el acto médico no pierda su verdadero significado.

Soy optimista acerca del futuro, el hombre ha logrado grandes avances y construido grandes civilizaciones; la ciencia nos ha deparado un instrumento de progreso incontestable para descifrar correctamente los misterios de la naturaleza. Comparto por ello la opinión del gran médico escritor y pensador norteamericano contemporáneo, Lewis Thomas (1913-1993), cuando afirma: *"las enfermedades epidémicas, colisiones de meteoritos, volcanes, cambios atmosféricos en los niveles de anhídrido carbónico, terremotos, excesivo calentamiento o enfriamiento de la superficie terráquea, están todos en la lista de los peores sucesos para la biosfera, una que otra vez, pero es improbable que puedan llegar a constituir una amenaza que llegue a ser letal para una especie tan inteligente y con tantos recursos como la nuestra. Nosotros no vamos a ser eliminados de la faz de la tierra por tiempos difíciles, no importa cuán difíciles; somos animales fuertes y resistentes, buenos en los tiempos más duros."*

Se justifica así, por todo lo aquí tan brevemente resumido, y por ende lo que representan los aportes de la medicina a nuestra especie, el título que el historiador médico británico, Roy Porter, ha dado a uno de sus libros al definir a la medicina —concepto que comparto en su integridad—, como, **"el más grande beneficio a la humanidad"**.

REFERENCIAS

1. Bernard J. Médecin dan le siécle. París: Editions Robert Laffont; 1994.

2. Rhodes P. An Qutline History of Medicine. Londres: Butter-worths; 1985.

3. Kleinman A. What is specific in western medicine. En: Bynum WF, Porter R, editores. Companion Encyclopedia of the History of Medicine. Vol. 1. Londres: Routledge; 1993.p. 15-23.

4. Porter R. Bodies Politic. Ithaca, Nueva York: Cornell University Press; 2001.

5. Nuland SB. La sabiduría del cuerpo. Barcelona: Grupo Editorial Norma; 1997.

6. Hart MH. The 100. A ranking of the most influential persons in history. Nueva York: Hart Publishing Co. Inc.; 1978.

7. Hart MH. The 100. A ranking of the most influential persons in history. 2ª edición. Londres: Simon & Schuster; 1993.

8. Landes DS. The wealth and poverty of nations. Why some are rich and some so poor. Londres: Little Brown and Co. ; 1998.

9. Gordon R. The alarming history of medicine. Amusing anecdotes from Hippocrates to heart transplants. Nueva York: Martin's Griffin; 1993.

10. Bliss M. William Osler. A life in medicine. Oxford: Oxford University Press; 1999.

11. The Oxford Dictionary of Quotations. Editado por Elizabeth Knowles. Oxford: Oxford University Press; 1999. Toynbee A.

12. Medawar PB. In defense of doctors. Carta a los editores (contestando al Dr. Thomas Mckeown). Nueva York: The New York Review of Books; 15 de mayo de 1980.

13. Hamon H. Nos Médecins. Paris: Editions du Seuil; 1994.

14. Le Fanu J. The rise and fall of modern medicine. Nueva York: Carroll & Graf Publishers, Inc.; 1999.

15. Schwanitz D. La Cultura. Todo lo que hay que saber. (Título original: Bildung. Alies, was man wissen muss). Madrid: Antillana Ediciones Generales; 2002.

16. Horton R. Health wars. On the global front lines of modern medicine. Nueva York: The New York Review of Book; 2003.

17. Garret L. Betrayal of trust. The collapse of global public health. Nueva York: Hyperion; 2000.

18. NulandSB. Doctors. The biography of medicine. Nueva York: Vintage Books (A Division of Random House Inc.) ; 1988.

19. Mendelsohn RS. Confessions of a medical heretic. Chicago: Contemporary Books Inc.; 1979.

20. Pappworth MH. Human guinea pigs. Londres: Routledge & Kegan Paul; 1996.

21. Wolpert L, Richards A. A passion for science. Oxford: Oxford University Press; 1998.

22. Fukuyama F. Our posthuman future. Consequences of the biotechnology revolution. Nueva York: Farrar, Straus and Giroux; 2002.

23. Wilson EO. Consilience. The unity of Knowledge. Nueva York: Vintage Books; 1998.

24. Wilson EO. The future of life. Nueva York: Vintage Books; 2002.

25. Coleman V. The Health scandal. Your health in crisis. Londres: Sidgwinck & Jackson Ltd.; 1988.

26. Declaraciones de Juana Teresa Betancor, vicepresidenta de la Federación Mundial pro Derecho a Morir. Diario "El País", Madrid, 2 de junio de 2003.

ANEXO

Publicaciones más difundidas

1. Illich I. Nemesis Medica. Nueva York: Random House; 1976.

2. Illich I. Limits to Medicine. The expropriation of health. Londres: Marion Boyars; 1976 (y Penguin; 1977).

3. McKeown Th. The role of medicine. Dream, mirage or nemesis. Princeton NJ: Pricenton University Press; 1979.

4. Attali J. El orden caníbal. Vida y muerte de la medicina. Barcelona: Editorial Planeta; 1981. (Traducción de la editorial francesa de 1979).

5. Garret L. Betrayal of trust. The collapse of global public health. Nueva York: Hyperion; 2000.

6. Heilman H. Great feuds in medicine. Ten of the liveliest disputes ever. Nueva York: John Wiley & Sons Inc.; 2001.

7. Cooke R. Dr. Folkman's war. Angiogenesis and the struggle to defeat cancer. Nueva York: Random House; 2001.

8. Mendelsohn RS. Confessions of a medical heretic. Nueva York: McGraw-Hill; 1990.

9. Sharpe VA. Medical Harm: Conceptual and ethical dimensions of iatrogenic illness. Cambridge: Cambridge University Press; 1998.

10. Belkin L. First, do no harm. Nueva York: Ballantine Books; 1993.

11. Marlatt GA. Harm reduction: Pragmatics strategies for managing high- risk behaviors. Nueva York: The Guilford Press; 1998.

12. Simms Ch (Editor). Do no harm: Assessing the impact of adjustment policies of health. Londres: Zed Books; 2002.

13. Snedden JR. Do no harm: St. Petersburg, FI: Barclays Books L1C; 2002.

14. Edlich RF, Woods JA. Medicine's deadly dust: A surgeon's wake-up call to society. Clearwater, FI: Vandamere Press; 1997.

15. Gendron F. Unexplained patient burns: Investigating iatrogenic injuries. Filadelfia: Lippincott Williams & Wilkins; 1988.

16. Robin ED. Medical care can be dangerous to your health: A guide to the risks and benefits. Nueva York: Ia Perennial Library ed; 1986.

17. Green RC. Medical overkill. Filadelfia: Lippincot Williams & Wilkins; 1983.

18. D'ArcyPD, Griffin JP. Iatrogenic diseases. 2a edición. Oxford: Oxford University Press; 1986.

19. Weitz M. Health shock: How to avoid ineffective and hazardous medical treatment. Nueva York: Prentice Hall; 1982.

20. Coleman ML. Cancer risk after medical treatment. Oxford: Oxford University Press; 1991.

21. Millenson ML. Demanding medical excellence: Doctors and accountability in the information age. Chicago: The University of Chicago Press; 1999.

22. Carter JP. Racketeering in medicine: The suppression of alternatives. Charlottesville, VA: Hampton Road Publishing Co. Inc; 1992.

23. Rondberg TA. Under the influence of modern medicine. Chandler, AZ: Chiropractic Journal; 1998.

24. PappworthMH. Humn guinea pigs. Londres: Routledge & Kegan Paul; 1996.

25. Gawande A. Complications. Londres: Profile Books; 2002.

26. Merry A, Smith AM. Errors, medicine and the law. Cambridge: Cambridge University Press; 2001.

27. Rosenthal MM, Sutccliffe KM (Editores). Medical error: What do we know? What do we do? Nueva York: John Wiley & Sons; 2002.

28. Reason J. Human error. Cambridge University Press; 1990.

29. Bogner MS. Human error in medicine. Mahwah NJ (EE.UU): Lea; 1994.

30. Spath PL. Error reduction in health care: A system approach to improve patient safety. Nueva York: John Wiley & Sons; 1999.

31. Kohn LT, Corrigan J, Donaldson MS. To err is human: Building a safer health system. Washington DC: National Academies Press; 2000.

32. Institute of Medicine. Crossing the quality chasm: A new health system for the 21th century. Washington DC: National Academies Press; 2000.

33. Green RC. Diseases of medical progress. Filadelfia: Lippincot William and Wilkins; 1983.

34. Lesueur V. Victimes de la médicine. Enquete sur 1 'erreur médicale. París: Le Pré aux Clercs; 1997.

35. Perruca F, Pouradier G. Votré santé en danger de médecine. París: Michel Lafon; 1996.

36. Sánchez S. La médecine en flagrant délite, le malade oublié. París: Editions du Félin; 1996.

37. Youngson RM, Scott I. Medical blunders, amazing true stories of mad, bad dangerous doctors. Nueva York: University Press; 1996.

38. Katz J. The silent World of doctor and patient. Nueva York: Free Press; 1984.

39. Donaldson D. Do no harm. Berkeley: Jove Books; 1999.

40. Le Fanu J. The rise and fall of modern medicine. Nueva York: Carroll & Graf Publishers Inc.; 1999.

41. Gordon N. El Médico. Madrid: Ediciones B; 2004.

42. Gordon N. Chamán. Madrid: Ediciones B; 2004.

43. Gordon N. La doctora Cole. Madrid: Ediciones B; 2004.

44. Bernard C. Introduction to the study of experimental medicine, 1865. (Traducción del Francés al inglés por Henry C. Greene). Boston: Transaction Publisher; 1957.

45. HawkingS. A brief history of time. Nueva York: Bantam Books; 1998.

46. Groopman J. Second opinion: Stories of intuition and choice in the changing world of medicine. Nueva York: Penguin Books; 2001.

47. Coles R, Testa R. (Editores). A life in medicine: A literary antology. Nueva York: New Press; 2003.

48. Jiménez de Asúa L. Libertad de amar y derecho a morir: ensayos de un criminalista sobre eugenesia, eutanasia, endocrinología. Madrid: Historia Nueva; 1928.

Análisis de las paradojas 3a, 5a y 34a

Dr. Augusto León C. (1918-2010)[52]

3a Paradoja. Vida vegetativa vs eutanasia

El autor plantea, fundamentalmente, la tendencia cada vez mayor en numerosos países a la práctica del suicidio asistido o a la eutanasia como solución al problema de los pacientes en "estado vegetativo persistente" o que sufren de una afección dolorosa incapacitante.

En la publicación *Eutanasia y Suicidio Asistido* [1] analizo el debate actual en escala mundial, las legislaciones recientes en diversos países y la situación en Venezuela. Me limitaré al análisis de este último aspecto porque tengo la convicción de que pocos médicos en nuestro país conocen las disposiciones éticas y legales que acerca de ello rigen en Venezuela.

Se habla de eutanasia activa (positiva o directa) versus eutanasia pasiva (negativa o indirecta) [2]. La eutanasia activa consiste en la acción deliberada de poner fin a una existencia que se considera fútil, ya por el sufrimiento, ya por hallarse desprovista de significado. Es un acto de "comisión". La muerte se induce mediante acción directa o por el empleo de un procedimiento indirecto. La eutanasia pasiva comprende aquellas situaciones en las cuales el médico desiste del uso de medidas extraordinarias de mantenimiento del proceso vital en enfermos considerados irrecuperables y se pretende con ello evitar el sufrimiento o la persistencia indefinida de la pérdida de la conciencia. Incluye actos de "omisión", tales como no intentar la reanimación en pacientes terminales o en recién nacidos con graves anomalías congénitas. En vez de actuar para postergar el momento final el médico facilita, mediante su acción, la muerte natural.

Para el *Código de Deontología Médica* vigente desde 1985 [3] redacté un Capítulo: *"Del Enfermo Terminal"* (Capítulo Cuarto del Título II), contentivo de 10 Artículos (71 al 81). Comentaré los de mayor significación.

Según el Artículo 73:

---

[52] Profesor de Medicina Interna, fue Presidente de la Acsademia Nacional de Medicina deVenezuela.

"El derecho a participar en la toma de decisiones debe permitirse a los enfermos mentalmente competentes; pueden rehusar la utilización de ciertos procedimientos diagnósticos; cuando sufren intensamente podrán ejercer el derecho a solicitar la aplicación de analgésicos en dosis suficiente para obtener el alivio requerido. En igual forma pueden negarse a la administración masiva de medicamentos si desean mantenerse alertas y con pleno conocimiento de lo que les sucede".

Artículo 77:

"El moribundo tiene derecho a exigir se le permita morir sin la aplicación indiscriminada de medidas extraordinarias de mantenimiento artificial de la vida, respetándose también su decisión de que no le sean aplicadas medidas de reanimación. El desentender este deseo puede considerarse como una violación a los derechos del enfermo a morir en paz".

Artículo 80:

"Es obligación fundamental del médico el alivio del sufrimiento humano. No puede, en ninguna circunstancia, provocar deliberadamente la muerte del enfermo cuando éste o sus familiares lo soliciten".

Artículo 81:

"El médico que atiende enfermos irrecuperables no está obligado al empleo de medidas extraordinarias de mantenimiento de la vida. En estos casos, de ser posible, oirá la opinión de otros profesionales de la medicina. El médico cumplirá lo que pueda establecer al respecto el Reglamento de la Ley de Ejercicio de la Medicina".

En conclusión, entre nosotros la práctica de la eutanasia pasiva es permisible según se desprende de la lectura de los Artículos 73, 77 y 81 del *Código de Deontología Médica*. La eutanasia activa se halla definitivamente proscrita, tal como consta en el Artículo 80 del citado Código. El contenido del Artículo 69 incluido en el Capítulo *"De los Derechos y Deberes de los Enfermos"* (Capítulo Tercero del Título II) puede considerarse como un complemento de los artículos citados, solo que no se refiere al enfermo terminal. Reza así: *"El enfermo tiene derecho a rehusar determinadas indicaciones diagnósticas y terapéuticas siempre que se trate de un adulto mentalmente competente. El derecho a la autodeterminación no puede ser abrogado por la sociedad a menos que el ejercicio del mismo interfiera con los derechos de los demás".*

En Venezuela la práctica del suicidio asistido viola disposiciones éticas y legales, señaladas respectivamente en los Artículos 80 del *Código de Deontología Médica* y 414 del *Código Penal Venezolano*, el cual se transcribe a continuación.

Artículo 414 del *Código Penal Venezolano* [4]:

"El que hubiere inducido a algún individuo a que se suicide o con tal fin lo haya ayudado, será castigado, si el suicidio se consuma, con presidio de siete a diez años".

REFERENCIAS

1. León-Cechini A. Eutanasia y Suicidio Asistido. Rev Fed Med Venez. Caracas, Venezuela 1966;4(2):115-122.

2. León-Cechini A. Eutanasia. Trabajo de Incorporación como Individuo de Número para ocupar el Sillón IX de la Academia Nacional de Medicina. Caracas, Mayo. 1981. Impresión: Ediciones AMON, C.A.

3. Código de Deontología Médica. Aprobado durante la LXXVI Reunión Extraordinaria de la Asamblea de la Federación Médica Venezolana realizada en Caracas. 29/03/85.

4. Código Penal Venezolano. Gaceta Oficial N° 915 del 30/06/64.

5a Paradoja: Mentir vs. secreto del Estado

¿Es lícito oponerse a que el público sea informado del estado de salud de sus gobernantes?

Vivimos una época en la cual las figuras públicas, vivas o muertas, son el tema de las biografías escritas por sus médicos privados, amigos, escritores y periodistas en general.

La publicación en vida, o posteriormente a la muerte de conocidos estadistas, Jefes de Estado, de sus problemas de salud, plantea una cuestión muy delicada cual es el derecho de los médicos a divulgar información confidencial acerca de sus pacientes, manteniendo muchos el derecho a informar sin que ello constituya una violación a la regla general del respeto al secreto profesional. Algunos mantienen el criterio de que estamos obligados a satisfacer el deseo morboso de la población a conocer los detalles inherentes a las enfermedades de las figuras notables y acerca de sus últimas palabras en el lecho de muerte, cuando esta divulgación necesariamente no desacredita sino más bien contribuye a conocer mejor y aumentar el crédito de estos personajes.

También se afirma que el médico no sólo llena las funciones de "médico del paciente", sino realiza además una función pública: llevar tranquilidad a la población en todo lo que concierne al estado de salud de sus gobernantes, justificándose bajo ciertas circunstancias las excepciones al privilegio de que la salud es un asunto privado más que de orden público; y si en vida no se debe revelar información alguna sin el consentimiento del paciente, luego de su muerte es apropiado hacerlo para que "las lecciones de la historia permitan evaluar situaciones similares que, inevitablemente repetirán".

En el Capítulo 36 de la obra "Ética en Medicina" 1 dedico una sección (Preguntas y Respuestas) al tema en cuestión y se analizan la Enfermedad y Muerte del Libertador Simón Bolívar, la Biografía de Lord Moran relativa a la enfermedad de su paciente, Winston Churchill, la Enfermedad y Muerte de Franklin Delano Roosevelt, las Adrenales del Presidente John Kennedy, la Enteritis Regional de Eisenhower.

Creo que deben distinguirse dos situaciones enteramente diferentes:

1. Por muy importante que sea el personaje no debe revelarse información médica durante la vida de éste sin su previo consentimiento. El privilegio de la relación médico/paciente es garantizado por la Ley para prevenir, bajo determinadas circunstancias, el uso legal de información suministrada por el paciente contra él mismo. La confidencia, aparte de ser una cuestión de ética y de buen gusto, implica el disfrute de un elemental derecho del paciente a que se respete su vida privada al mismo tiempo que un privilegio de orden legal; y no debe discutirse el enfrentamiento de este privilegio con los derechos del médico a divulgar la información que el público exige, a menos que este último esté dispuesto a convertirse en un monigote de los medios de información.

2. Algo enteramente diferente aunque no menos discutible es lo concerniente a la posibilidad de informar confidencias luego de la muerte del paciente, en beneficio de los intereses del Estado y de la comunidad en general. Es inobjetable, por ejemplo, el derecho que los venezolanos y los ciudadanos de otros países tienen a conocer los pormenores ligados a la enfermedad y muerte del Libertador y lo mismo pudiera decirse de otras grandes figuras de la humanidad. La divulgación de esta información, en caso de que sea necesaria, debe hacerse en su debida oportuni-

dad, respetando la veracidad, sin entrar en intimidades morbosas y sin dañar la reputación del muerto, ya que "si la enfermedad es el estado más vulnerable para conducir al conocimiento mejor del hombre, la pulcritud y pureza de la descripción deben ser paralelas a sus elevadas finalidades" 2.

3. No podemos dejar pasar esta oportunidad sin referirnos a la actitud del médico inescrupuloso, quien actúa como un gacetillero de oficio y aprovecha su actuación de médico privado de una personalidad relevante, para divulgar intimidades en vida o a la muerte del mismo, con el torvo propósito de elevar su prestigio o hacerse conocer del público en forma tan poco decorosa.

El Capítulo VI del Título I de la *Ley de Ejercicio de la Medicina* sobre el secreto médico no contempla las situaciones que hemos analizado. En cambio el Artículo 132 del *Código de Deontología Médica*[3] en la sección destinada al Secreto Profesional (Capítulo I del Título IV) suministra información valiosa. Se transcribe a continuación:

Artículo 132: El médico debe respetar los secretos que se le confíen o de los cuales tenga conocimiento por su actuación profesional, aun después de la muerte del enfermo.

Cualquiera que sea el tiempo transcurrido después de la muerte, el deber no disminuye porque en este respecto no hay prescripción y la divulgación de determinados hechos puede causar perjuicios, no solamente a la memoria y al buen nombre de una persona fallecida sino también a su familia.

Parágrafo Único: Algo diferente es lo concerniente a la posibilidad de informar confidencia luego de la muerte del paciente, en beneficio de los intereses del Estado y de la comunidad en general. La divulgación de esta información, en caso de que sea necesaria, debe hacerse en su debida oportunidad, respetando la veracidad, sin entrar en intimidades morbosas y sin dañar la reputación del muerto. La pulcritud y pureza de la descripción deben ser paralelas a sus elevadas finalidades.

REFERENCIAS

1. León-Cechini A. Ética en Medicina. Barcelona, Madrid Rio de Janeiro, México: Editorial Científico- Médica; 1973.

2. Conde-Jahn F. Discurso pronunciado en la apertura de la sesión preliminar histórico-científica sobre la enfermedad y muerte del Libertador. En: Enfermedad y Muerte del Libertador. Caracas: Lit. y Tip. Vargas. 1963.

3. Código de Deontología Médica. Aprobado durante la LXXVI Reunión Extraordinaria de la Asamblea de la Federación Médica Venezolana, realizada en Caracas el 29-03-85.

34a. Paradoja: La verdad vs. parte de la verdad

En la obra *La Muerte y el Morir*[1], publicada en 1980, dedico un extenso capítulo a *"La Verdad y el Enfermo"*. Una sección del mismo trata el tema de *"La Verdad y el Enfermo Terminal"*. De otras dos publicaciones mías extraigo los siguientes comentarios [2,3].

De acuerdo con la experiencia de numerosos autores, prácticamente todos los enfermos que sufren de una enfermedad maligna "saben" en una u otra forma que la padecen. Lo pertinente es tratar de averiguar qué sucede en la intimidad del enfermo, cómo se ha enfrentado a la amenaza, cuáles mecanismos ha desarrollado para encubrirla y cuál debe ser la forma para incorporarnos a él.

En estos pacientes la amenaza que en mayor grado les aflige y a veces les horroriza no es el temor de que van a morir, sino el temor a la soledad progresiva, el sentimiento de abandono. Y es precisamente esta amenaza la que el médico puede contribuir a disipar.

Tres argumentos esgrimen algunos para justificar mentir al enfermo: protegerlo porque no comprendería, porque realmente no quiere conocer la verdad, o porque puede perjudicarle el conocimiento de la misma.

Debemos analizar la situación desde otra perspectiva. Mentir es contrario al derecho de los enfermos a conocer lo que a ellos, más que a nadie, les concierne, aparte de que los beneficios psicológicos y de orden práctico derivados de este conocimiento les permitirán evitar los tratamientos innecesarios y perjudiciales a que pueden ser sometidos si ignoran la condición real. Pocos pacientes nos exigen claramente no ser informados si piensan que las noticias son malas. Otros no lo dicen, pero dan claras señales de su vulnerabilidad ante la angustia que podría desencadenarse.

El problema reside en nosotros, los médicos: tenemos que aprender a confrontar los problemas de los enfermos; tenemos que aprender el lenguaje y las actitudes requeridas para hablar con ellos acerca de sus grandes dificultades. Debemos capacitarnos para saber plantear las opciones y aún más, atrevernos a meditar en torno a la siguiente posibilidad: ¿qué desearía para mí o para mis seres queridos en tal situación?

El dilema para los enfermos reside en saber si pueden creer en sus médicos; si sus deseos serán respetados. La mayoría de los pacientes a quienes los clínicos señalan no querer saber la verdad realmente tienen miedo a la misma y sólo el médico inteligente y humanitario, logrará suprimir o atenuar ese sufrimiento.

Meditemos cuidadosamente acerca de las tres afirmaciones siguientes:

1) No depende del juicio científico la capacidad para conocer lo que el enfermo quiere o puede tolerar; 2) No es permisible mentir al paciente, pero retener la verdad hasta el momento oportuno es diferente a mentir; 3) Si es moralmente inaceptable mentir, decir la verdad — por consiguiente— se torna en una obligación moral, sólo que el deber de no mentir no es equivalente al deber de decir siempre la verdad.

El enfermo tiene el derecho a conocer la verdad y el médico el deber de revelarla. Pero también es cierto que el enfermo tiene otros derechos y uno de ellos es "el derecho a no conocer". En efecto, puede dar indicaciones indirectas de su deseo de ignorar la verdad o lo indica en forma explícita. ¿Tiene en estas circunstancias el médico el derecho de invocar su obligación de no faltar a la verdad, interfiriendo los deseos naturales del enfermo?

Para algunos médicos la verdad es una obsesión que los lleva a la situación extrema de transformar dicha obligación en un acto de crueldad más que de verdadera honestidad, colocando a un lado cualquier consideración de orden humanitario.

"Lo que deseo, doctor, es la plena verdad". Los médicos con largos años de práctica profesional han aprendido —a veces en forma dolorosa— que esa plena verdad es, en múltiples ocasiones, la última cosa que el enfermo desea averiguar y que la intensidad de sus exigencias se halla en relación inversamente proporcional al deseo real de que le suministren la información que con tanta vehemencia simula exigir.

La concepción de la mentira blanca, mentira por necesidad, plantea un difícil problema a los filósofos moralistas. Para estos la veracidad, como valor, con su específico peso moral, no admite excepciones: la mentira necesaria sería un antivalor, al menos desde el punto de vista de la veracidad como valor absoluto.

Pero nosotros los médicos nos vemos obligados a encararlo desde perspectivas diferentes. En determinadas circunstancias nos enfrentamos a serios problemas morales; situaciones ante las cuales no nos queda otra alternativa como escape que mentir, ya que han entrado en colisión la obligación de la verdad y otro valor para nosotros más elevado: el sufrimiento humano. Lo que vale y justifica el que tomemos determinadas opciones es la intención genuinamente moral, la cual nos conduce indefectiblemente a decidirnos por un valor a expensas de otro. Entre el deber ante la verdad y el deber de ayudar al enfermo no puede haber conflicto de intereses. El médico que evite tomar decisiones manteniéndose neutral, viola ambos valores y da muestras de intolerable cobardía.

Para los que consideran que siempre es incorrecto mentir deliberadamente al enfermo en beneficio de este último les contestaría que también lo es decirle la verdad cuando se escoge la oportunidad menos propicia para hacerlo. Eliminar todo residuo de esperanza es inhumano. La verdad, o mejor lo que creemos honestamente constituye la verdad, expuesta en forma apropiada y en el momento oportuno, puede constituir en determinadas situaciones, el único procedimiento para combatir la ansiedad y la incertidumbre del enfermo ante lo desconocido.

REFERENCIAS

1. León-Cechini A. La Muerte y el Morir. Editado por Lagoven, S.A. Filial de Petróleos de Venezuela. Impreso en Venezuela por Cromotip/ 1980.

2. León-Cechini A. ¿Dónde se halla la verdad?. Tribuna Médica. Junio (2º). 1982.

3. León-Cechini A. La Verdad, el Médico y el Enfermo. Ciencia al Día. Abril/Mayo/Junio Nº 3. 1993.

Análisis de las paradojas 6a, 16a y 17a

Dr. J.M. Avilán Rovira

6a Paradoja: Consumo de alcohol vs. buena salud

Los estudios sobre los efectos del alcohol sobre la salud continúan. En enero de este año se publicaron los resultados de uno efectuado por el grupo que estudia la etiología e historia natural de la arteriosclerosis en comunidades (*"Atherosclerosis risk in communities study"*, mejor conocido por sus siglas: estudio ARIC) [1].

Del total de casi 16.000 participantes en dicho estudio, en edades comprendidas entre 45 y 64 años, residentes en varias comunidades americanas, se seleccionaron al azar un poco más de 2.800 de 55 años o más para someterse a examen cerebral con resonancia magnética (RM), Después de excluir aquellos que no tenían información sobre consumo de alcohol, en alguna de sus formas, se examinaron 1.935, distribuidos en proporciones aproximadas, de acuerdo a género y raza. Las características básicas de aquellos no elegibles o que declinaron participar en el examen fueron similares a los sometidos a RM,

El objetivo era evaluar la asociación entre consumo de alcohol y anormalidades cerebrales detectadas con RM, con el fin de conocer los efectos del consumo moderado y bajo del alcohol en el cerebro. Como se sabe pocos estudios han examinado esta asociación en grupos de población.

La RM permite la observación directa de cambios estructurales en el cerebro y estudios previos han demostrado que el infarto cerebral y lesiones de la substancia blanca, pueden predecir ataques cerebrovasculares. De igual manera se acepta que la atrofia cerebral está asociada con pobreza cognitiva y reducción de la función motora.

Los análisis estadísticos para evaluar la asociación entre lesiones cerebrales y consumo de alcohol, se realizaron previo ajuste de los factores demográficos (edad, género y grupo racial), índice de masa corporal, hábito de fumar, ingreso, actividad deportiva y diabetes.

En contraste con los resultados del estudio de salud cardiovascular [2], no se encontró ninguna relación protectora del bajo o moderado consumo de alcohol contra el infarto cerebral. Sin embargo, en concordancia con el estudio mencionado, se encontró una asociación positiva entre el consumo de alcohol y atrofia cerebral.

Esta relación entre consumo de alcohol y atrofia cerebral fue consistente tanto en hombres como mujeres, de raza blanca o negra y en forma de dosis-respuesta.

El mecanismo explicativo de la asociación no está claro todavía. El alcohol puede contribuir directamente a la atrofia como un efecto adverso en las neuronas o sus componentes, o bien indirectamente, por ejemplo, a través de la hipertensión o arritmias cardíacas que reducen el flujo sanguíneo cerebral. Los autores citan estudios que han constatado que la atrofia cerebral y las deficiencias neurológicas relacionadas, inducidas por el abuso crónico del alcohol, pueden ser parcialmente reversibles mediante la abstinencia sostenida [3,4].

Los resultados de estos estudios y los que seguramente continuarán, contribuirán con nuevos elementos para facilitar la discusión de esta paradoja.

REFERENCIAS

1. Ding J, Eigenbrodt M, Mosley T, Hutchinson R, Folsom A, Harris T, et al. Alcohol intake and cerebral abnormalities on magnetic resonance imaging in a community-based population of middle-aged adults. Stoke. 2004;35:16-21.

2. Mukamal KJ, Longstreth WT Jr, Mittleman MA, Crum RM, Siscovick DS. Alcohol consumption and subclinical findings on magnetic resonance imaging of the brain in older adults: The Cardiovascular Health Study. Stroke. 2001;32:1939-1946.

3. Pfefferbaum A, Sullivan EV, Mathalon DH, Shear PK, Rosenbloom MJ, Lim KO. Longitudinal changes in magnetic resonance imaging brain volumes in abstinent and relapsed alcoholics. Alcohol Clin Exp Res. 1995;19:1177-1191.

4. Sullivan EV, Rosenbloom MJ, Lim KO, Pfefferbaum A. Longitudinal changes in cognition, gait, and balance in abstinent and

relapsed alcoholic men: Relationships to changes in brain structure. Neuropsychology. 2000;14:178-188.

16a Paradoja: La clínica vs. el laboratorio

Es interesante señalar que en un escrito poco conocido del doctor Luis Razetti, que tituló *"Sobre las relaciones que deben existir entre el laboratorio y la clínica"* y que dictó a la *Sociedad Vargas de Estudiantes de Medicina*, el 25 de diciembre de 1906, llamaba la atención al gran sabio en esa época, la poderosa fuerza de atracción que ejercía el laboratorio sobre los jóvenes estudiantes, en detrimento del hospital.

En diciembre de 1929, veintitrés años después de haber dictado esta conferencia, escribía una "adición" —como la tituló— en la *Gaceta Médica de Caracas* [1], donde decía que sus opiniones eran las mismas respecto a las relaciones que existen entre el laboratorio y la clínica.

El mensaje para los estudiantes de principio de siglo y después para los lectores de la *Gaceta*, era que "no son los hombres de laboratorio los que hacen el diagnóstico, ni los que formulan tratamientos; somos nosotros los clínicos los que interpretando los datos que nos envían de los laboratorios, de acuerdo con el interrogatorio y el examen del paciente, establecemos un diagnóstico firme de la enfermedad".

Es sorprendente que en el libro de *Epidemiología Clínica*, de la Universidad de McMaster del Canadá [2], cincuenta y seis años más tarde, se diga que "los datos diagnósticos van más allá de la bioquímica clínica, el departamento de radiología o el servicio de patología. Los datos clínicos obtenidos mediante una buena historia y un examen físico bien dirigido, son a menudo más poderosos que los obtenidos en el laboratorio diagnóstico y son generalmente suficientes para establecer un diagnóstico definitivo".

Uno de los problemas con los resultados de pruebas diagnósticas es la interpretación de "normalidad", para la cual se han propuesto hasta seis definiciones [2]. Los límites de "lo normal" en la mayoría de las pruebas diagnósticas, están determinados por las evaluaciones realizadas en un gran número de sujetos y definidos arbitrariamente como el rango comprendido entre dos desviaciones estándar a cada lado de la media aritmética. Es lo que se conoce en los resultados de laboratorio como "valores normales". No pocos médicos desconocen que de acuerdo a esta decisión,

1 en 20 pacientes puede presentar resultados por encima o por debajo del "rango normal", sin estar enfermo. Esta probabilidad aumenta a medida que se realizan más pruebas independientes. Así por ejemplo, en un "perfil 20" puede alcanzar al 64 % [3]. El desconocimiento de este hecho puede conducir a estudios adicionales innecesarios o a tratamientos potencialmente peligrosos.

Se dispone de una serie de estudios que demuestran los factores que pueden influenciar los resultados de las pruebas diagnósticas, independientemente de la enfermedad, tales como edad, género, posición del cuerpo en el momento de tomar la muestra, hora del día, presión del torniquete, tiempo en el procesamiento de la muestra, etc. [3]. Uno de los aspectos generalmente descuidados es la confiabilidad o reproducibilidad de los resultados. El acuerdo de la variabilidad intraobservador e interobservador es ahora cuando comienza a ser evaluado entre nosotros, para tratar de calibrar el trabajo obviamente subjetivo de radiólogos, histopatólogos y citopatólogos, e incluso por el aparente menos subjetivo de observaciones de laboratorio, tales como floculación, fondo obscuro y recuentos diferenciales de glóbulos blancos [4].

Con la intención de ayudar al clínico en la interpretación de los resultados de las pruebas diagnósticas, en 1986 apareció el libro *Clinical Diagnosis and the Laboratory*, publicado por *Year Book Medical Publishers*. Sin embargo, debido a que sólo presentaba unos 40 problemas diagnósticos, en 1991 circuló la primera edición de *Diagnostic Strategies for Common Medical Problems*, cuya segunda edición, ampliada y actualizada apareció en 1999.

Para el año de mi graduación (1946) el lema era: "el diagnóstico se sospecha por la clínica y se confirma con el laboratorio". Para la época, sin embargo, los resultados de las pruebas diagnósticas —denominación que abarca los exámenes de laboratorio— se interpretaban como en la actualidad se hace con las pruebas conocidas como de referencia o patrones oro. Es decir, si resultaban positivas o anormales, confirmaban la enfermedad sospechada. Si resultaban negativas o normales, descartaban la enfermedad.

No fue sino hasta 1947, con el uso de la fluoroscopia, que un grupo de médicos que trabajaban con Jacob Yerushalmy, un epidemiólogo, registraron la variabilidad entre observadores y el grado de conformidad del procedimiento con los rayos X. En ese mismo año, Yerushalmy introdujo los términos sensibilidad y especificidad, que hasta la actualidad constituyen los índices establecidos para interpretar los resultados de las pruebas diagnósticas [5].

REFERENCIAS

1. Razetti L. Relaciones que deben existir entre el laboratorio y la clínica. Gac Méd Caracas. 1929;36(24):341-346.

2. Sackett DL, Brian-Haynes R, Tugwell P. Clinical Epidemiology. Boston: Little Brown & Co; 1985.

3. Panzer RJ, Black ER, Griner PF. Diagnostic strategies for common medical problems. Filadelfia PA: American College of Physicians; 1991.

4. Feinstein A. Principles of Medical Statistics. Boca de Ratón: Chapman & Hall/CRC; 2002.

5. Yerushalmy J. Statistical problems in assessing me-thods of medical diagnosis, with special reference to X-ray techniques. Public Health Rep. 1947;62:1432-1449.

17a Paradoja: Exploraciones indispensables vs. exploraciones optativas

En el libro *Epidemiología Clínica*, de la Universidad de Ontario [1], se revisan y evalúan las estrategias diagnósticas, entre ellas la que denominan de la "exhaustividad". Según sus autores se realiza en dos etapas. Primero, se recogen todos los datos posibles que pudieran ser pertinentes. Sólo cuando esta primera parte se ha completado se procede a buscar en este montón de datos por el diagnóstico. Es decir, se crea un banco de datos y luego se plantea el diagnóstico. Este procedimiento da lugar a muchas exploraciones innecesarias y costosas. Además de estar reñido con el método científico.

Al respecto los autores citan los resultados de una investigación realizada en Adelaida, Australia, en 1976 y publicada por Durbridge y col. en el *Medical Journal of Australia* (1: 703). Los autores dividieron aleatoriamente las admisiones de 1.500 pacientes en dos grupos: unos que se someterían a una batería de unas 50 pruebas y los otros que no. Esta exhaustiva búsqueda previa a toda exploración clínica y de antecedentes, no produjo disminución alguna de la mortalidad, comorbilidad, duración de la monitorización, discapacidades, opiniones de los médicos sobre la evolución de sus pacientes o duración del tiempo de hospitalización. El cribado previo sólo produjo encarecimiento del costo de atención y descenso de la satisfacción de los pacientes.

Actualmente se incluye en la enseñanza de los futuros médicos la teoría y práctica de la interpretación de las pruebas diagnósticas, con el fin de racionalizar el procedimiento diagnóstico y lograr una praxis médica más científica, más humana y más cónsona con los códigos de la moral.

Es así como los conceptos de las propiedades o características de las pruebas diagnósticas, tales como la sensibilidad y especificidad —que comienzan a sustituirse por conceptos más operativos, como las razones de verosimilitud— son del dominio de nuestros estudiantes del pregrado de medicina, residentes de posgrado y profesores de clínica, en los principales hospitales universitarios del país.

Sin embargo, nuestra experiencia de casi veinte años en el posgrado de medicina interna, del Hospital Universitario de Caracas, me permite resumir la aplicación de estos conocimientos en la práctica médica, como exponemos a continuación.

El proceso del diagnóstico requiere dos pasos esenciales. El primero es el establecimiento de los diagnósticos hipotéticos o posibles, seguido por el intento de reducir su número, descartando en forma progresiva enfermedades específicas. Este proceso requiere de pruebas diagnósticas muy sensibles, de alta sensibilidad, como suele decirse. El próximo paso es la búsqueda del diagnóstico con la mayor sospecha clínica. Este proceso requiere una prueba muy específica, de alta especificidad, como suele decirse. Esta prueba, cuando resulta anormal, debe esencialmente confirmar la presencia de la enfermedad.

Hasta aquí, se trata prácticamente de repetir casi textualmente, las palabras de un muy conocido trabajo de Griner [2].

No obstante, una de las advertencias de este mismo trabajo y a la que nadie parece prestarle atención, es que "una prueba diagnóstica no puede interpretarse apropiadamente, sin considerar la estimación previa de la verosimilitud —o de la probabilidad— de la enfermedad, antes de que el resultado de la prueba o procedimiento se haya obtenido".

Entendiendo el diagnóstico como un proceso de investigación, planteando hipótesis que se aceptan o refutan, de acuerdo a los datos recogidos, es indispensable incorporar la probabilidad previa, paso sin el cual resulta imposible interpretar —y utilizar racionalmente, en consecuencia— los resultados de las pruebas diagnósticas ordenadas.

Sin la probabilidad a priori, es decir, la estimada antes de conocer el resultado de la prueba diagnóstica indicada, no se puede estimar la probabilidad a posteriori, es decir, la probabilidad de que nuestro paciente padezca la enfermedad sospechada, si el resultado de la prueba es positivo, o por el contrario no padezca la enfermedad, sí el resultado ha sido negativo.

¿Cómo estimar las probabilidades a priori o *pretest*? Muchos se sienten derrotados porque no quieren intentar un proceso de estimación, para el cual no existen sino normas muy generales —o aun si éstas fueran precisas— conduciría a una cuantificación personal, subjetiva, un dato clasificado de "blando", como despectivamente se le califica en la jerga profesional, para distinguirlo del dato "duro", válido y confiable.

Sin embargo, es necesario tener presente, que sin esta información clínica previa, no se puede interpretar el resultado de una prueba diagnóstica, a menos que ésta sea perfecta, es decir, ciento por ciento sensible, ciento por ciento específica, las cuales son muy raras.

Uno de los requisitos indispensables para poder obtener esta información clínica previa, es mediante la aproximación al paciente, o como dice Otto Lima Gómez, "deteniéndonos junto al paciente", con la sincera intención de ayudarlo, para cumplir literal y esencialmente con la función primordial del médico: asistir, ayudar, adsistere, detenerse junto al otro [3].

Es con el interrogatorio, con el examen físico, pero entendidos como la recolección de un conjunto de pruebas diagnósticas y no como una mera rutina, con el conocimiento no sólo de la enfermedad actual, sino de su historia, su posible origen, que podemos aprender a estimar esa verosimilitud, esa probabilidad previa, de que el paciente padezca la enfermedad que sospechamos. Esta probabilidad a priori, antes de la prueba, será subjetiva, es verdad, porque es elaborada por el médico, pero será tanto más válida, cuanto más se fundamente en los datos objetivos, "duros", que se logren con el interrogatorio y el examen físico, orientados según las quejas del paciente.

Así, para desarrollar la probabilidad de la enfermedad antes de ordenar la prueba, necesitamos combinar lo que sepamos de la prevalencia de la enfermedad, los factores de riesgo del paciente para padecer la enfermedad y el grado en que el patrón de los síntomas y signos del paciente concuerdan con el patrón de la enfermedad sospechada [4].

No podemos extendernos más, pero creemos haber llamado la atención una vez más sobre la importancia de la estimación de la probabilidad a priori o *pretest*, para poder interpretar correctamente las pruebas diagnósticas. El dominio de estos conocimientos serán esenciales para indicar racionalmente las pruebas que requieren los pacientes, evitando pérdida de tiempo y dinero en la búsqueda del bienestar que merecen, es decir, disminuyendo las exploraciones optativas y seleccionando más profesionalmente las exploraciones indispensables.

Recomendamos la lectura de las referencias que citamos a continuación.

REFERENCIAS

1. Sackett DL, Brian-Haynes R, Tugwell P. Clinical Epidemiolgy. Boston: Li ttle Brown & Co; 1985.

2. Griner FP, Mayewski RJ, Mushlin AI, Greenland Ph. Selection and interpretation of diagnostic tests and procedures. Ann Int Med. 1981;94(4-Part2):553-600.

3. Lima-Gómez O. Vigencia de la aproximación clínica al paciente. Análisis de dos mil historias clínicas. Gac Méd Caracas. 1999; 107(2)204- 208.

4. Black ER, Bordley DR, Tape TG, Panzer RJ (Editores). Diagnostic strategies for common medical problems. Filadelfia PA: American College of Physicians; 1999.

ADENDA

Quiero expresar mi profundo agradecimiento a Luis Enrique Alcalá, Elías Anzola Pérez, Antonio Clremente H., Eduardo Colmenares Finol, Jorge Díaz Polanco, Alejandro Goic Goic, Mauricio Goihman, Rubén Jaén Centeno, Ernesto Kahan, Francisco A. Kerdel, Martha Ramos de Kerdel, Luisa Sofía Kerdel de Blatnik, Aníbal J. Latuff, Eduardo Mathison, Rafael Muci Mendoza (quien adicionalmente me honró escribiendo el prólogo del libro), Karem Noris-Suárez, José Félix Oletta, José Félix Patiño, Rubén Darío Peralta, Jaime Piquero, Pablo A. Pulido, Arturo Ramos Caldera, Eduardo J. Santaella, Raúl Sanz Machado y Gustavo Vollmer, quienes leyeron el manuscrito de este libro haciéndole correcciones ortográficas y de sintaxis. Si algunos gazapos han persistido son de mi exclusiva responsabilidad. Cuando estos lectores primarios aportaron sus comentarios al contenido del texto, siguiendo mi invitación, he pensado que era importante y hasta necesario incorporarlos como un apéndice del libro, lo que se hace a continuación.

Eduardo Colmenares Finol

He leído Paradojas Médicas y puedo indicar que no solo será de gran interés para médicos y estudiantes de medicina sino para el público en general, entre los que yo me encuentro.

Estas paradojas, tal como se encuentran descritas en un lenguaje sencillo, son narrativas tan interesantes y fascinantes que me han servido para muchas reflexiones en el tema político.

A continuación agrego algunas notas sobre las paradojas que merecen comentarios particulares:

1a Paradoja: Ciencia vs. arte

Realmente interesante como se debate acerca de cuanto de arte o de ciencia existe en las materias tan "científicas" como pueden ser la medicina y la ingeniería. Según el diccionario una de las definiciones de arte que pareciera más ajustada a la paradoja es: "conjunto de preceptos y reglas necesarios para hacer bien un oficio". En ese aspecto los buenos médicos son aquellos que practican bien el "arte" de la ciencia médica que pareciera, visto así, coincidir por lo expuesto por Medawar. Sin embargo, a mí me ha llamado la atención de la aparición, cada vez más frecuente, de los "médicos tecnólogos" (paradoja número 46) poco científicos, que utilizan programas de diagnóstico por computadoras, cuando se alimenta la máquina con los síntomas y el diagnóstico y el tratamiento es dado por la impresora y que el "médico" rubrica con su firma.

2a Paradoja: Explosión demográfica vs. calidad de vida

Este es un tema fascinante. Como bien dice: ¿será la medicina víctima de su propio éxito? Si estudiamos la historia nos encontramos que además de las enfermedades y las epidemias, las guerras eran otra forma indirecta de controlar el aumento demográfico. Pudiéramos concluir entonces: ¿será la paz también víctima de su propio éxito? La respuesta es obvia: ni los tiempos de paz, ni los avances médicos tienen nada que ver con las consecuencias de sus humanitarias intenciones. La solución a ese enigma tiene que ser respondida por la clase política que debe enfrentar esos problemas. ¿Sabrán los líderes del mundo enfrentar ese problema en la paz y no en la guerra? Yo espero que sí, aún cuando la dificultad estriba en que son las, hoy minorías, menos educadas las que más se reproducen y las democracias modernas pueden otorgarles el poder político a unos ignorantes que llegarán a ser mayorías eventualmente.

8a Paradoja: Permanecer en el país de origen vs. emigrar

Además de las causas políticas y económicas, como bien son mencionadas, existe otra que tiene que ver con la globalización. Los mercados de trabajo hoy en día para profesionales bien formados como médicos e ingenieros son globales. Por ejemplo, en Abu Dhabi uno encuentra médicos alemanes, australianos, italianos, etc. que son bien pagados y prefieren el ahorro en divisas fuertes para luego regresar a sus países con fondos que le hubiera tomado mucho más tiempo obtener en su país de origen.

14a Paradoja: Empleados vs. administradores

La medicina y la ingeniería son cada día más complejas, y han pasado de ser ejercicios de profesionales liberales a ser ejercicios de trabajo en equipo, donde interviene la gestión de coordinación gerencial. Desgraciadamente, la gerencia no parece ser un atributo muy apetecido por los médicos formados en las universidades. Esto me lleva a comentar un hecho muy relevante en nuestros países. Es muy difícil imaginar un Ministerio de Salud cuyo ministro no sea un médico, e igual sucede con el presidente del Instituto Venezolano de Seguros Sociales. Este punto me lleva a comentar el caso de mi cuñada, quien es una enfermera graduada en la Universidad de Georgetown y quien empezó trabajando en el sistema público hospitalario de Washington D.C. Después de obtener una maestría en Administración de Hospitales en la misma universidad, llegó por mérito propio a ser la máxima autoridad del Sistema de Salud Pública de Washington D.C., donde se atendía a un promedio de 50.000 pacientes cada día. Por supuesto, existen médicos, como mi otro cuñado, que son tan buenos médicos como gerentes.

15a Paradoja: El acto médico complejo vs parcial

Tengo un episodio de vida que toca este tema tan importante y se refleja en la 26ª Paradoja: Humanidad vs arrogancia. Con 30 años de edad una noche, dando clases en la Universidad Central de Venezuela, me dio un "surmenage" (agotamiento intelectual). Mi esposa habló con mi cuñado y el me remitió a un cardiólogo en la Clínica Ávila. El cardiólogo, no encontrando nada cardiovascular, me remitió a un internista en la misma clínica, y como éste tampoco encontró nada, me remitió a un psiquiatra. Los tres doctores me dieron una cita posterior, y cuando acudo a las citas me doy cuenta que los tres me recetaban el mismo medicamento en tres dosis diferentes. Yo pensé erróneamente que alguno de los médicos estaba coordinando mi mal. Finalmente acudí a mi tío, para la época era Jefe de Servicios Médicos del Hospital Militar, quien después de una serie de exámenes concluyó que, además del "surmenage", yo había adquirido otra enfermedad producida por los propios médicos. Le dio el nombre de iatrogenia, destacada en la 35ª Paradoja.

22a Paradoja: Los políticos vs la profesión médica

Pienso que tienes razón al criticar los excesos de la improvisación política como la de "garantizar la salud". Pero en el fondo concuerdo con Virchow, en que hay una relación estrecha entre medicina y política bien interpretada, por cuanto ambas coinciden en el objetivo de buscar el bienestar.

Pero igual como en la medicina hay que distinguir entre buenos y malos médicos, o curanderos empíricos, la política también está llena de improvisados y empíricos. Es la única ciencia que, en nuestro medio, confunde las ciencias políticas con la abogacía.

33a Paradoja: Medicina del entorno vs medicina global

Me gusta la metáfora sobre el "océano de aceite". La globalización es un océano de aceite donde o aprendes a navegar como país, o te regazas y re ahogas en ese aceite.

47a Paradoja: Progreso médico vs progreso socio económico

Es correcto que todo progreso necesita de una cultura que lo interprete, lo entienda y lo acepte. Igual ocurre con la política, sólo se logra progreso en un entorno con cultura política, y la cultura es una cuestión generacional que solo se consolida con el tiempo.

59a Paradoja: Investigación biomédica: deber del estado vs aporte de instituciones filantrópicas

El trabajo coordinado entre Estado y sector privado son esenciales para tanto la salud como la educación. Eso me lleva a la propaganda del marxismo soviético donde se solía decir que los sistemas de la salud soviéticos era gratuitos y de excelente calidad, cuando esto era nada más fuera de la realidad. Mi hija estuvo por casi un año en la URSS a los principios de los noventa, y cuenta que un amigo venezolano se enfermó y fue remitido a un hospital en Moscú, de donde salieron espantados del servicio y la calidad de los médicos.

Alejandro Goic Goic

El libro me parece excelente. Aborda en forma muy completa los asuntos e incertidumbres más relevantes que enfrenta la medicina contemporánea, tanto desde el punto de vista de la atención de las personas como del de la organización de la atención de salud de la población, en sus delicadas aristas médicas, sociales, culturales, económicas y políticas. Haber identificado un centenar de paradojas en medicina no es un dato menor: nos habla de lo exhaustivo del ensayo y de la extensa experiencia médica del autor. Los juicios en cada una de las materias me parecen muy adecuados y pertinentes. El libro tiene una sólida documentación, entrega información relevante y antecedentes históricos variados y valiosos, es de fácil lectura y, además entretenido.

El contenido del libro posee temas que son muy necesarios de subrayar en nuestro tiempo para estimular la reflexión de los médicos, los estudiantes de medicina, los dirigentes políticos y el público ilustrado, sobre el complejo problema de la atención médica y la salud pública. Con todo, su visión optimista del futuro resulta estimulante y esperanzadora.

Rubén Jaén Centeno

Se trata de una obra cuyo autor posee una riqueza de conocimientos excepcional y nos lo comunica en una forma sencilla que puede ser de enorme provecho para aumentar la cultura de los médicos y de personas interesadas en conocer los hechos más allá de lo que se presenta como verdades inmutables. Creo que se trata de una obra de consulta muy útil. Aquellos que puedan memorizar su contenido tendrán una cultural general envidiable.

Ernesto Kahan:

Análisis de Paradoja No 68a: Medicina curativa vs. medicina preventiva

Efectivamente, tal como el doctor Francisco Kerdel-Vegas, lo presenta, estas *"no son en realidad acciones opuestas o contradictorias, sino complementarias"*. En el pasado acostumbrábamos a diferenciar entre las acciones llamadas promoción de salud, prevención y curación. La promoción era el gran capítulo de la educación para la salud, la prevención estaba principalmente relacionada con las vacunaciones y finalmente la curación, con las medidas terapéuticas tendientes a reparar la salud afectada por las enfermedades.

Con la implementación y uso generalizado de medios diagnósticos aplicados a la población aparentemente sana, con el propósito de detectar procesos de enfermedad ocultos para iniciar un tratamiento temprano y efectivo, se comenzó a distinguir entre tres etapas o niveles diferentes de prevención: Prevención primaria, secundaria y terciaria. Este grado de diferenciación permitió por un lado unificar aquellas mencionadas acciones complementarias, en un solo proceso dependiendo de la llamada Historia natural de la enfermedad y con el objeto de lograr la que se conoce como Historia modificada de la enfermedad.

En la siguiente ilustración, adaptada del libro *Clinical Epidemiólogy. The essentials*,[1] se pueden observar los focos de atención y los límites de los tres indicados niveles de prevención en el contexto de la historia natural de la enfermedad.

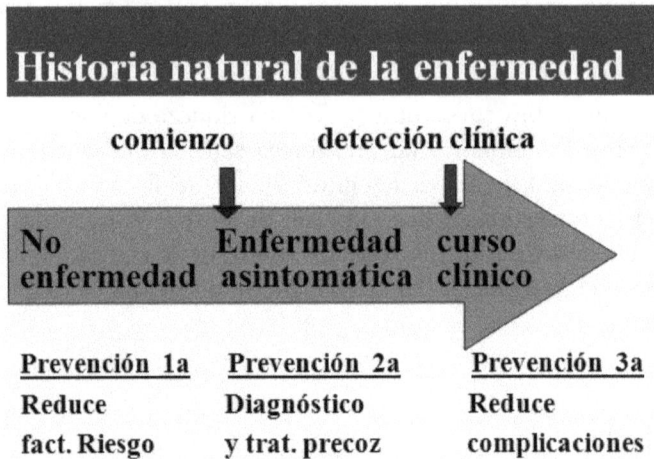

Historia natural de la enfermedad

comienzo   detección clínica

No enfermedad   Enfermedad asintomática   curso clínico

Prevención 1a	Prevención 2a	Prevención 3a
Reduce	Diagnóstico	Reduce
fact. Riesgo	y trat. precoz	complicaciones

Cuando aún la enfermedad no ha comenzado, tales como la poliomielitis, el cáncer de pulmón o el SIDA, lo que se debe hacer para evitar que la enfermedad ocurra, es remover los factores de riesgo o evitar las infecciones por medio de vacunas. En los ejemplos mencionados se trata respectivamente, de recibir la vacuna contra la poliomielitis, de no fumar para evitar el cáncer de pulmón y de no tener relaciones sexuales promiscuas y usar el preservativo en lo concerniente al SIDA.

Cuando la enfermedad es aún inaparente pero está en período de incubación o de desarrollo con silencio clínico, el objetivo de la prevención es hacer un tamizaje (*screening* en inglés), en aquellas enfermedades en las que existen medios de diagnóstico y tratamientos efectivos, para lograr la detección precoz de la enfermedad correspondiente y en los sujetos supuestamente expuestos al riesgo de enfermar, con el objeto de identificarlos e instaurar el tratamiento definido existente.

Este procedimiento de examen a individuos aparentemente sanos, no es perfecto y tiene grados de sensibilidad (capacidad para captar los verdaderos casos positivos de enfermedad) y de especificidad (capacidad para rechazar a los casos no verdaderos de enfermedad) que están medidos en porcentaje y evidencia.

Cuando existe la enfermedad en curso clínico, en general enfermedades crónicas, es importante hacer la prevención terciaria aplicando medidas o tratamientos para evitar complicaciones de todo tipo y grado, siendo la muerte la más grave. Un par de ejemplos pueden ser el tratamiento con antiglicémicos en los diabéticos y el tratamiento con anticoagulantes en los enfermos con arritmias cardíacas.

En estos procesos de prevención a todos los niveles, se presentan problemas éticos, de información al paciente y familiares, financieros que influyen en la asignación de prioridades, evaluación de contraindicaciones, confiabilidad de los procedimientos basada en la "evidencia clínica" y legales.

En una investigación que realizamos en Israel, demostramos que la mayoría de los casos de infección del tracto urinario (la infección urinaria más común en las mujeres) no fueron tratados de acuerdo a las guías de tratamiento en vigencia. En cambio se usaron antibióticos no recomendados y costosos. Esos resultados indican que es necesaria la implementación dentro del sistema de atención de la salud de programas de educación médica sobre el tema. [2]

En otro estudio demostramos que hay brechas en muchas áreas de programas de detección de cáncer debidas a factores concernientes al médico, a la educación del paciente, a la asignación específica de recursos para los servicio de salud, a la difusión de directrices y a la accesibilidad de la población a los servicios correspondientes. [3]

REFERENCIAS

1. Fletcher RH, Fletcher SW, Wagner EH. Chapter 8 Prevention. 157-171, Clinical Epidemiology the essentials, 2nd Ed., Williams & Wilkins Baltimore 1988.

2. Kahan E, Kahan N, Chinitz DP. Urinary Tract Infection in Women: Physician's Preferences for Treatment and Adherence to Guidelines: A National Drug Utilization Study in a Managed Ca-

re Setting. European Journal of Clinical Pharmacology 2003; 59 (8-9): 663 – 668

3. E Kahan, K El-Najjr. Primary care physicians' perceived barriers to cancer prevention and control. Comparison in two different environments. Archivos en Medicina Familiar 2007;9 (1) 49-60 (In English with abstract in Spanish)

Análisis de Paradoja No 89: Medicina familiar vs. medicina comunitaria

Con mucha lucidez el doctor Francisco Kerdel-Vegas, autor de este importante libro, inicia la descripción de esta paradoja o bien este dilema, con el concepto de continuidad en el cuidado médico, en inglés *medical care*, como característico de la especialidad medicina de familia. "Con el nombre de medicina familiar se designa a un sistema de atención primaria integral de los pacientes que no sólo reciben a los enfermos en la consulta inicial, sino que siguen las vicisitudes de las posibles intervenciones de médicos especialistas, continuando como responsables de su paciente".

Sin esa continuidad y sin otros criterios que trataré de analizar aquí en la forma más resumida posible, no se puede entender la esencia conceptual de esta relativamente nueva concepción de la atención médica, aunque en mi entender no es diferente de la antigua actitud del llamado "médico de cabecera", como acostumbraba a autodefinirse mi padre en la primera mitad del siglo XX, cuando ejercía nuestra profesión en un pueblo alejado de la Patagonia Argentina.

La organización Mundial de Médicos de Familia (WONCA según la sigla en inglés), que fue fundada oficialmente in Melbourne en 1972 [1], entre muchas declaraciones y recomendaciones y estableció en su congreso de noviembre de 1994, que lo óptimo para la práctica médica es que sea personalizada, orientada a la salud, basada en la comunidad, que cada persona debe conocer a su médico de familia y ser personalmente conocido por el mismo, que el médico de familia esté bien entrenado (WONCA brega por eso) pudiendo responder apropiadamente a la mayoría de los problemas de salud que presenta la mayor parte de la gente comúnmente, y que todos los países deben proveer entrenamiento de posgrado específico en medicina familiar [2].

En realidad el nacimiento y desarrollo de la medicina de familia tiene como antecedente directo a la denominada atención médica orientada a la comunidad - en inglés *Community-Oriented Primary Care* (COPC), que le brinda el fundamento conceptual a sus educadores y médicos practicantes involucrados.[3] Esa concepción, que por sus éxitos iniciales en los años 50 del siglo XX, es defendida universalmente, sigue siendo difícil de ser interpretada por los médicos y los educadores de atención médica primaria y por lo tanto su implementación es dificultosa.[4]

Uno de los países en los que la medicina de familia se ha desarrollado más es Israel, donde se encuentra muy integrada al Seguro nacional de Salud. El Dr. Howard Tandeter describe el desarrollo de la medicina de familia en Israel en especial sobre los programas del Departamento de Medicina de Familia de la Universidad Ben Gurión del Neguev y concluye que la medicina de familia de Israel es una de las más experimentadas y pioneras en el mundo. (5

Ese Seguro Nacional de Salud que fue instaurado por ley del 1 de Enero de 1995, es universal (con garantía de calidad de atención médica para todos los residentes en el país), obligatorio e igualitario. La garantía para que los principios descriptos se cumplan, está fundamentada en el hecho que el proveedor de servicios no pueda conocer el importe pagado por el usuario (garantía para la igualdad); que exista competencia tanto entre los proveedores como entre los médicos de familia por medio de la libre elección del médico de familia y del proveedor (HMO); que cada paciente tenga total acceso a la información médica sobre sí mismo (garantía para la calidad de prestación de servicios); que el sistema esté basado en la medicina de familia, y que los médicos de esta especialidad trabajen a tiempo completo, siendo pagados por capitación, estando con total dedicación a los pacientes y pudiendo integrar la carrera docente universitaria haciendo investigación (garantía para la calidad de atención médica); que exista descentralización presupuestaria a todo nivel, lo que asegura que los prestadores busquen la optimización de los recursos (garantía para la eficiencia de las prestaciones) y que sean instituidos controles de calidad a todo nivel. [4]

Muchos se preguntan acerca de la diferencia existente entre el médico de familia y el médico general (*GP general practitioner* en inglés). En un artículo de divulgación popular de asuntos sobre salud bajo el título "Médicos de Familia vs. Médicos Generales" [6], se expresa esa diferencia con mucha claridad. "En términos generales, un médico de familia o de cabecera puede parecer muy similar a un médico general [...] ambos pueden ser considerados como médicos especializados en brindar cuidados primarios. Pero a pesar de ello, un médico de familia habrá recibido mayor cantidad de entrenamiento especializado en temas relacionados a la medicina familiar, si se lo comparara con un médico general. Los médicos de familia deben llevar a cabo 3 años de experiencia práctica (o residencia), mientras que los médicos generales, sólo deberán haber completado un año de residencia antes de poder obtener su certificación" En Israel el período de residencia para obtener el título de médico de familia es de 4 años con pasantías en cínicas de atención primaria, hospital y lugares de atención públicos.

Durante el período de 2 años de rotación en clínica comunitaria, la experiencia y enseñanza del residente se focaliza en el tratamiento individual, dinámica familiar, factores psicosociales, medicina preventiva y organización de la práctica médica. Los objetivos principales de la residencia en medicina familiar son orientar la atención y cuidados médicos en base a la historia natural de las enfermedades (de cada enfermedad), tener conocimientos actualizados en clínica, pediatría, ginecología, cirugía, psiquiatría y salud pública, realizar análisis de costo efectividad para la toma de decisiones, usar el principio del consejo y manejar los aspectos legales-sociales, económicos y laborales de las enfermedades. Obviamente este médico de familia deberá poseer herramientas de comunicación eficientes y clínicas para establecer programas de tratamiento y seguimiento en prevención primaria, secundaria y terciaria específicas para cada paciente y en conjunción con las necesidades del contexto familiar y social correspondiente. (Ver Análisis de la Paradoja No 68)

Para terminar este rápido análisis de la "89ª Paradoja: Medicina familiar vs. medicina comunitaria" elijo por demostrativa y ejemplar, la lista de valores publicada en el Manual de Procedimiento y política del Programa de Residencia en Medicina Familiar 2012 - 2013 del Condado de Hennepin en Estados Unidos.[7]:

- **Excelencia en la Atención Médica**: Una atención basada en el mejor conocimiento médico y las pruebas de evidencia.

- **Dignidad y Compasión**.

- **Persona integral**: Promover la salud y la curación que se ocupe del cuerpo, mente, espíritu, familia y comunidad

- **Respeto Cultural**: Brindar atención que responda a las características culturales únicas de las personas, tales como raza, origen étnico, nacionalidad, idioma, sexo, edad, religión, orientación sexual, y discapacidad física.

- **Salud para todos**: Valorar a las personas sanas, familias y comunidades. Trabajar para optimizar la salud de todas las personas y acabar con las disparidades de salud.

- **Bienestar de los médicos**: Vida sana de los residentes.

REFERENCIAS

1. Organización Mundial de Médicos de Familia. Bol. Med. Fam. 4(1): 9, México 1996.

2. La contribución del médico de familia. Bol. Med. Fam. 4(1): 1-8, México 1996.

3. Longlett SK, Kruse JE, Wesley RM. Community-Oriented Primary Care: Historical Perspective. J Am Board Fam Pract 14(1): 54-63, 2001© 2001 American Board of Family Practice

4. Kahan E. Editorial. Artículo dedicado a la Medicina Familiar en Israel. Arch en Med Fam 9(1): 11-16, México 2007

5. Tandeter H. Family Medicine in Israel: A National Overview and Examples from Ben-Gurion University in the Negev. Arch en Med Fam 9(1): 65-70, México 2007

6. http://espanol.pregnancy-info.net/family_practitioners.html

7. Policy and Procedure Manual. Hennepin County Medical Center Family Medicine Residency Program 2012 – 2013 http://residents.fammed.org/Manuals/Policy%20Manual%202012-13updated%208-13.pdf

José Félix Oletta

Me ha honrado usted al permitirme la lectura de la nueva edición ampliada de su libro **"Paradojas médicas"**.

Lo felicito de antemano por lo bien logrado de la obra, que resume sus reflexiones sobre una serie de temas fundamentales de la medicina de nuestros tiempos y de los retos de la medicina del futuro como profesión y como bien de la sociedad.

Ha escogido acertadamente la paradoja, como recurso literario. Al servirse de los múltiples sentidos de las palabras, logra marcar el contraste para llamar la atención sobre cuestiones diversas y hasta poco consideradas, que usted logra esclarecer en el relato al clarificar el sentido o al añadir información o ideas clave.

La paradoja, deriva de la forma latina *paradoxum*, que es un préstamo del griego como *paradoxon* 'inesperado, increíble, singular' etimológicamente formado por la preposición *para-*, que significa "junto a" o "a parte de" más la raíz *doxon* 'opinión, buen juicio'.

No cabe duda que usted hace uso de la paradoja como un poderoso estímulo para la reflexión. A menudo los filósofos se sirven de las paradojas para revelar la complejidad de la realidad. La paradoja también permite demostrar las limitaciones de las herramientas de la mente humana. Así, la identificación de paradojas basadas en conceptos que a simple vista parecen simples y razonables ha impulsado importantes avances en la ciencia, la filosofía y las matemáticas. No escapa la medicina como ciencia inexacta de este efecto.

Encuentra usted en su ensayo, diversas oportunidades para desarrollar el debate sobre diversos tipos de paradojas médicas. Quizás las más prominentes por su naturaleza, giran alrededor de los temas de ética médica, donde surgen contrastes, contradicciones y dilemas no resueltos. Algunas son paradojas verídicas, otras antinomias de definición, otras condicionales, en fin, otras probabilísticas o estadísticas.

Lo cierto es que usted nos invita a lo largo de la obra a hacer un correcto uso de las capacidades de abstracción de la mente para lograr una adecuada comprensión de las paradojas antes mencionadas. Una adecuada interpretación de las paradojas y sus explicaciones contribuye al desarrollo personal de la capacidad de análisis, el procesamiento de información abstracta y ocasionalmente el aumento de nuestra intelectualidad, sin ninguna pretensión filosófica.

Menciona algunas aporías, que hacen referencia a los razonamientos en los cuales surgen contradicciones o paradojas irresolubles, preguntas que no tienen respuestas; en tales casos las aporías se presentan como dificultades lógicas casi siempre de índole especulativa. Pero también en el sentido socrático, para liberarnos del conocimiento falso. Nos deja abierto el camino y la esperanza para entender que estas paradojas irresolubles, luego han sido resueltas merced a los avances cognitivos o a los cambios de paradigma, de cosmovisión, o de episteme.

El estilo desarrollado por usted en las 100 paradojas médicas y en el ¿Quo vadis medicina?, recuerda al de G. K. Chesterton (1874 – 1936), conocido como "el príncipe de las paradojas", la influencia de este escritor que expresó sus opiniones con aire polémico y no exento de humor, podría intuirse cuando usted relata con sencillez, las paradojas, como aventuras de una larga y fructífera vida.

Comenzaba Chesterton sus escritos con alguna afirmación que parece de lo más normal, y haciendo ver que las cosas no son lo que parecen, y que muchos dichos se dicen sin pensarlos a fondo, cabe destacar que siempre se apoyaba en la argumentación que en su denominación latina es llamada *reductio ad absurdum*.

Combatía todo lo que consideraba errores modernos: al racionalismo y al cientificismo a ultranza, oponía el sentido común y la fe, a la crueldad de la civilización industrial y a los intereses capitalistas, el ideal social.

Chesterton, en su búsqueda de la verdad se toparía con diversos obstáculos, pero siempre iría con una mentalidad abierta y no se detendría ante estos muros a no ser que estuviera convencido de que debía derribarlos para poder continuar con su búsqueda: "*Siempre antes de romper un muro, hay que preguntarse por qué lo han construido en primer lugar*".

Parafraseando las críticas al conservadurismo de la Iglesia católica que Chesterton hacía: "*que no quería una Iglesia que se adaptase a los tiempos, ya que el ser humano sigue siendo el mismo y necesita que lo guíen: Nosotros realmente no queremos una religión que tenga razón cuando nosotros tenemos razón. Lo que nosotros queremos es una religión que tenga razón cuando nosotros estamos equivocados...*"

Podríamos decir que las críticas que usted hace en algunas paradojas al conservadurismo de la medicina, equivalen a: afirmar "Nosotros realmente no queremos una Medicina que tenga la razón cuando nosotros tenemos la razón. Lo que nosotros queremos es una Medicina que tenga razón cuando nosotros estamos equivocados".

La religión católica como institución secular, durante dos mil años, al igual que la medicina, había recorrido todas experiencias y casi todos los errores. El resultado era según Chesterton:

> "*un mapa en el que todos los callejones ciegos y malos caminos están claramente marcados, todos los caminos que han demostrado no valer la pena por la mejor de las evidencias; la evidencia de aquellos que los han recorrido.*

Quizá esta sea una de las llaves de las puertas que abren el camino hacia la verdad, la luz y la certeza; que marque el "ethos" médico de los iniciados en esta profesión y que borre las tinieblas de la incertidumbre y de la crisis actual de la profesión, impulsada por causas internas y externas, en un mundo en transición hacia la revolución del conocimiento, de las comunicaciones y de la globalización, en el que como usted afirma:

> "... pretenden convertir la praxis de la medicina en un mero ejercicio de sofisticada tecnología, apartando sus intereses de la generación de los conocimientos que nutre esa tecnología, de la inventiva relacionada con la misma y de su administración a la sociedad a la que sirve".

Hacemos credo común con su afirmación:

> "... Los retos de la medicina actual: el breve bosquejo descriptivo de los conceptos opuestos precedentes, necesariamente nos lleva a pensar en la manera de resolver potenciales conflictos y en entender con clarividencia que cada una de estas paradojas genera un reto. El reto de aceptar, estudiar y corregir las críticas que se le han hecho a la medicina, cuando encuentran algún soporte y justificación, aunque muchas veces aparezcan exageradas y manipuladas. El reto por resolver evidentes contradicciones en el arte de ejercer la medicina, de entender y aprovechar los grandes beneficios de la investigación científica y aplicarlos sabiamente al manejo de las enfermedades, pero al mismo tiempo sin perder de vista sus implícitas limitaciones, y el equilibrio entre el componente tecnológico y humanista que debe operar en una serie con balance permanente, y regir en todo momento la conducta del facultativo, para que el acto médico no pierda su verdadero significado".

Reciba mi mejor reconocimiento y admiración por su obra.

Eduardo Mathison

Su presentación es espectacular, me permito compartir la que realice con ocasión del día mundial del corazón, que he venido actualizando y presentando en distintos espacios, la cual podría revisar y utilizar si le agrega valor, según su criterio. También le estoy enviando una entrevista que me realizaron la AVCH en su revista gestión médica en el año 2011, precisamente con relación al párrafo de la paradoja que solicita nuestros comentarios; se trata del rol del no medico en el manejo de clínicas y hospitales, privados y/o públicos. Estoy convencido que la salud es una actividad económica como cualquier otra, mucho más compleja y el conocimiento médico es indispensable para la producción y operación, pero sin el dominio, conocimiento financiero y gerencial, difícilmente tendrán éxito.

José Félix Patiño

Me preocupa un tanto el título de tu excelente escrito: **Paradojas**: ¿son más bien Contradicciones, Dilemas, Encrucijadas?

> **Paradoja**. El DRAE dice: **paradojo, ja.** (Del lat. *para-doxus*, y este del gr. παράδοξος). **1.** adj. desus. **paradóji-co.** **2.** f. Idea extraña u opuesta a la común opinión y al sentir de las personas. **3.** f. Aserción inverosímil o absurda, que se presenta con apariencias de verdadera. **4.** f. *Ret.* Figura de pensamiento que consiste en emplear expresiones o frases que envuelven contradicción. *Mira al avaro, en sus riquezas, pobre*

> **Dilema**. **dilema.** (Del lat. *dilemma*, y este del gr. δίλημμα, de δίς, dos, y λῆμμα, premisa). **1.** m. Argumento formado de dos proposiciones contrarias disyuntivamente, con tal artificio que, negada o concedida cualquiera de las dos, queda demostrado lo que se intenta probar. **2.** m. Duda, disyuntiva.

> **Contradicción**. **contradicción.** (Del lat. *contradictĭo, -ōnis*). **1.** f. Acción y efecto de contradecir. **2.** f. Afirmación y negación que se oponen una a otra y recíprocamente se destruyen. **3.** f. **oposición** (‖ contrariedad). **envolver,** o **implicar,** ~ una proposición o una aserción.**1.** locs. verbs. Contener cosas contradictorias.

La acepción 4 de **Paradoja** en el DRAE justificaría el término **paradojas**, pero piénsalo un poco más.

Mis observaciones:

9ª Paradoja: Médico de familia vs. médico especializado.
Sí, el médico general es la columna vertebral en cualquier sistema de salud, y es el *gatekeeper* (función que puede estar desorientada en los sistemas de *managed care*, como el de Colombia, donde se convierte en un cancerbero). Pero en nuestros países la formación del medico general deja mucho que desear. Aquí en Colombia uno es médico general al graduarse, ¡y no se hace posgrado! En el Reino Unido, que tan bien conoces, la formación del *general practitioner* es de 5 a 7 años.

10ª Paradoja: El derecho a la salud vs. el derecho a la atención médica. Sí creo que es correcto decir derecho a la salud, puesto que salud va más allá de la atención médica: medicina preventiva, salud pública colectiva e individual, vida sana... La salud como derecho fundamental consagrado por la constitución política de los países es un logro importante frente al ominoso avance del *managed care* (desastroso en Colombia). Francamente creo que esto merece tu reconsideración profunda. Verr 22ª Paradoja más adelante.

20ª Paradoja: Las instituciones aseguradoras vs. la profesión médica. Considero que aquí cabe mayor profundidad porque el *managed care* no sólo ha fracasado en los EUA, sino también, y en forma estruendosa, en Colombia. La introducción del intermediario con miras al negocio es una contradicción de la moral social. Los sistemas de salud deben ser de carácter social, y las aseguradoras pueden ofrecer pólizas adicionales para quienes puedan pagarlas. La intermediación financiera destruyó el sistema de salud de Colombia y ahora nos encontramos en una situación extremadamente difícil. Te anexo dos editoriales que salen en este mes en las revistas de la Academia Nacional de Medicina y de la Asociación Colombiana de Cirugía.

22ª Paradoja: Los políticos vs. la profesión médica. En Colombia la salud ha quedado constitucionalmente establecida como un derecho humano fundamental. Esto se traduce en acciones gubernamentales tendientes a garantizar tal derecho, y actualmente se discuten dos proyectos de ley: la Ley Estatutaria que ya pasó por el Congreso y se encuentra a estudio por la Corte Constitucional, y un proyecto de Ley ordinaria que pasó en el Senado pero se trabó en la Cámara por la férrea oposición de todo el sector de la salud, de las organizaciones de pacientes y de amplios sectores de la sociedad. Lo que se busca es que el sistema de salud garantice el derecho a través de la debida atención, prevención y rehabilitación. Como tu libro será leído en todos los países, sugiero redactar esta Paradoja en forma diferente, reconociendo que en otros países la salud si se considera un derecho fundamental.

23ª Paradoja: Utilización racional vs. abusiva y cómoda de la terapia intensiva. Muy bien, me permito sugerir la importancia de promulgar la Voluntad Anticipada, firmada y con testigos firmantes, en formatos que los hospitales distribuyan debidamente. Aquí esto nos ha resuelto el problema en numerosas ocasiones. También aquí, en la Fundación Santa Fe de Bogotá, tenemos un Comité de Ética Hospitalaria, el cual revisa casos absurdos que se lleven a las UCIs. Es frecuente que las familias, que están cubiertas por el Sistema General de Seguridad Social en Salud, lleven personas de edad muy avanzada, incluso con Alzheimer y otra s condiciones clínicas que los mantiene ausentes, porque es más cómodo tenerlos en la UCI que atenderlos en casa. En nuestra experiencia el factor comodidad opera para las familias, no para los médicos.

34ª Paradoja: La verdad vs. parte de la verdad. Aquí tal vez deberías incluir la información que se da a los pacientes oncológicos, incluyendo el resultado que se puede esperar de la terapia, y el pronóstico. A mí me ha resultado muy benéfico el poder decir a algunos pacientes con cáncer que ésta ya no es una enfermedad mortal, sino una enfermedad crónica.

35ª Paradoja: Medicina hipocrática vs. Iatrogenia. El libro del Institute of Medicine, ***Errar es Humano***, y las cifras que presenta han causado verdadero daño a la profesión médica. Se desconoce lo que William Osler dijo hace cien años, que la medicina es el arte de manejar la incertidumbre, y se desconoce la teoría caos que se refiere los sistemas no lineales complejos y adaptativos, como el ser humano, cuyo comportamiento es impredecible por las leyes de la física o la estadística. Yo hago mucho énfasis en llamar esto **no error médico** sino **acontecimiento** o **evento inesperado**, y anexo también un prólogo a un libro sobre la materia.

Arturo Ramos Caldera

La lectura del libro me ha resultado apasionante, entretenida e interesante, por lo que creo que su divulgación ocupará un espacio importante en la formación integral de todo estudiante de medicina. Aún cuando el contenido del libro no intenta acabar en profundidad con todos y cada uno de los temas tratados (lo que sería imposible de lograr), la simple enumeración de los mismos y la cita de alguna bibliografía referente a cada uno de ellos permitirá al lector tener una visión global de los mismos y una primera guía para ahondar en aquellos que le llamen más su atención al lector.

Pablo A Pulido

Bien por tu esfuerzo en PARADOJAS MÉDICAS! Te felicito nuevamente.

Ciertamente la práctica médica en sí ha cambiado y su entorno influyente mucho más. Los profesionales tienen que aprender a trabajar en un complejo SISTEMA, (como lo observaste en el programa de ***EUTV.NET*** del 30 de enero). Te incluyo algunas ideas y las comentamos oportunamente. Así mismo te anexo cuadros sobre apreciaciones de los cambios más relevantes en la práctica médica, mismos que fueron parte de una conferencia mía en la *World Federation for Medical Education* sobre Profesionalismo y Calidad en Educación Médica, en 2012. Fíjate en las láminas 8 y 9.

Evidente que el reto es enorme, requiere equipo, esa es una de las razones por las que nuestras instituciones fundaciónales tienen sobrada vigencia.

Se trata —es evidente— de una nueva y compleja situación, con nueva dinámica y en medio de cambiantes realidades, en la cual deben intervenir inteligente y creativamente el gremio médico y sobre todo las instituciones Académicas Médicas y de Salud Pública que tienen a cargo la formación de los profesionales y la preservación de los valores éticos que hacen posible un profesionalismo médico bien entendido, que responda a su objetivo fundamental que no es otro que la salud del paciente y de la comunidad a la cual la profesión médica sirve.

Raúl Sanz Machado

Hola amigo, esas **Paradojas Medicas** tuyas son admirables, tanto por el contenido como por la rigurosa investigación que las apoya. Aunque lego en la materia, me honra que hayas solicitado mis opiniones y recomendaciones, lo cual estoy haciendo con el esmero y la acuciosidad necesaria. Ya he revisado más de la mitad, pero dado lo extenso, espero concluirlo y enviártelo a más tardar el miércoles próximo. Por lo pronto ahorrate la modestia de denominarlo *"pequeño libro"*. Es una excelente obra que promueve profundas reflexiones. Me gustaría contar con tu aprobación para reenviarlo a varios médicos amigos míos. Felicitaciones.

En la parte introductiva se incluyen varias paradojas, a manera de preámbulo con conceptos generales, tales como:

1. COSTO DE SERVICIOS MÉDICOS. Para emitir un juicio de valor cabe aplicar el principio fundamental de la ciencia del "marketing", según el cual, mientras mayor sea la demanda de un bien o servicio de consumo, mayor deberá ser la inversión-producción y a mayor producción y competitividad, la tendencia permite ajustar los costos finales a niveles razonables capaces de garantizar la calidad de los servicios, salvo factores económicos de inflación o insuficiencia de divisas que inciden negativamente en los niveles deseables de abastecimiento, como ha ocurrido de manera sistemática en los últimos años en Venezuela. Cuando la oferta supera a la demanda, en calidad y cantidad, los precios tienden a la baja. "No hay pele"

2. Ciertamente resulta paradógico el argumento de Medawar, según el cual "las pruebas de laboratorio le restan propiedad científica a la medicina". En efecto, hoy resulta imposible el diagnóstico cabal de dolencias físicas, sin el auxilio de la investigación orgánica del paciente, gracias a los avanzados sistemas y medios tecnológicos y científicos disponibles, así como los del área conocida como "ingeniería biológica".

3. Población mundial. El crecimiento poblacional ya alcanza a los 7.000 millones de habitantes, equivalente a 7 veces más, que la población de los primeros 1.000 millones registrada en el relativo breve plazo de 184 años, en 1830 / 2013. A pesar del incremento poblacional, las víctimas de los desas-

tres, por epidemias, tragedias, conflictos bélicos, hambre, aborto y criminalidad, también se han incrementado significativamente, aunque no en la misma proporción, en los siglos XIX y XX, como también la creciente agresión al medio ambiente y la bioesfera. Las graves amenazas que afectan a la humanidad, son ciertamente, motivo de justa preocupación por parte de los expertos, científicos en demografía, resultando paradógico que "el hombre que crea la vida humana y la defiende con sus avances científicos es también el que la destruye" (drogas, tabaco, alcoholismo, hambrunas, agresión ambiental, etc).

Paradoja 1. Relaciones entre medicina, religión, moral, ética y medicina alternativa

El descubrimiento de nueva drogas, tratamientos y conceptos médicos no cesa de evolucionar aportando innovadores avances científicos y quirúrgicos, capaces de mejorar y prolongar la calidad de la vida. Se conocen proyectos en fase experimental que presagian posibilidades hasta hoy inconcebibles, especialmente en el área de la "ingeniería médica" y la curación de enfermedades consideradas como irreversibles. A pesar de todo, la contaminación y agresividad ambiental, los hábitos alimentarios, el sedentarismo y el estrés cotidiano, contribuyen al deterioro de la vida y a la generación de enfermedades fatales.

Paradoja 2. Empirismo médico

El tratamiento médico-empírico aplicado a Simón Bolívar en la etapa final de su vida, en San Pedro Alejandrino, según consta en los partes médicos recogidos en el diario de su "medico" Dr. Alejandro P. Reverend, demuestra que no sólo fue incapaz de mejorar la salud del paciente por la aplicación de cataplasmas, pócimas, purgantes, lavativas, etc. que solo contribuyeron a agudizar sus quebrantos y a abreviar la etapa final de su vida. No obstante, médicos de la antigüedad, como Claudio Galeno, considerado con Hipócrates, máxima autoridad en el ejercicio de la medicina de su tiempo y padre de la terapéutica, el legendario médico Esculapio (Asclepio) dios de la mitología griega, o los alquimistas empeñados en encontrar la "panacea" capaz de curar cualquier enfermedad, aportaron principios considerados fundamentales para la ciencia médica en el transcurso de los siglos.

A las propiedades farmacológicas de algún medicamento, habría que agregar la regularización en la aplicación de sus propiedades, tomando en cuenta que su consumo o aplicación frecuente o permanente puede resultar contraproducente para la salud.

CASO FLEMING

No parece justa la afirmación de sir William Osler, al restarle méritos al descubridor de la penicilina. Tan valiosa representa la aplicación de un medicamento o procedimiento médico, como la de quien lo descubrió o inventó. Por un "inesperado y afortunado error", Alexander Fleming descubrió el hongo *"Penicillum notatum"* que modificado científicamente dio origen a la penicilina, el primer antibiótico de amplio espectro, a mediados del siglo XX, que ha salvado la vida a miles de millones de seres humanos. Los beneficios para la vida, que el ser humano disfruta hoy gracias al desarrollo científico habrían sido imposibles sin los aportes pioneros en tiempos remotos.

DERECHO A LA SALUD

El derecho a la salud, consagrado en la Constitución Nacional, es producto y consecuencia de la calidad, insumos y abastecimiento oportuno y suficiente de fármacos y recursos médicos y hospitalarios, indispensables para la salud, especialmente en la clase socio-económica marginal, que es una de las grandes y graves carencias de las políticas gubernamentales.

ANESTESIA CON CURARE

Las propiedades de relajación muscular del *curare* fue un descubrimiento realizado en la Guayana venezolana, a mediados del siglo pasado, por científicos de Abbott Laboratories, USA, al comprobar que los aborígenes paralizaban el sistema respiratorio de los animales con flechas recubiertas con *curare*, sustancia vegetal que sin embargo, no afectaba a quienes consumían su carne. Abbott inició los experimentos en la década de los años 30/40. logrando aislar el principio activo *"tubocurarina"* produciendo, así, la aplicación inyectable con propósitos de relajamiento muscular, usado exitosamente en la reducción de fracturas óseas.

TRASPLANTES

Habría que agregar: miembros locomotivos, prótesis, así como otras variantes: ADN, ecosonografía y tomografía, resonancia magnética magmagrama óseo para investigación de la metástasis de origen cancerosa, etc.

PARADOJA 3

Dado, como se afirma, que el cerebro es el órgano rector del funcionamiento orgánico, debería entenderse, más bien, que se trata, no de *trasplante de cerebros"*, sino del "trasplante de un cuerpo humano a un cerebro", uno de los grandes desafíos de la ciencia médica del futuro, por los retos y consecuencias que ello implica. Habría que agregar los avances de la tecnología y la electrónica que han hecho posible los cerebros y robots catalogados de "inteligentes".

EUTANASIA Y ABORTO

El "derecho a morir" (Eutanasia), como el "derecho a vivir" (de los no nacidos), continúan constituyendo un complejo conflicto, ético, moral, legal y religioso, porque la decisión en ambos casos no depende, en última instancia del libre albedrío consciente de la víctima, sino del "victimario" erigido, así, en "juez" de tales derechos. Hay testimonios indiscutibles de rehabilitaciones inexplicables para la ciencia, en casos de deshaucio médico, que así lo confirma. ¿Entonces..?

PARADOJA 4

Habría que destacar, casos como la encomiable iniciativa del Seguro Social, a través de su Farmacia de Medicamentos de Alto Costo, dotado de un servicio óptimo, la cual provee fármacos de alto costo, no comerciables, importados por el SSO, para donación **gratuita** (previo informe médico y récipe) a pacientes afectados de cáncer, sida y otras patologías, aunque no sean pensionados o beneficiarios del SSO. Cabe destacar el eficiente servicio, así como la disponibilidad de inventarios y comodidad que ofrece a los pacientes.

PARADOJA 5

La salud de un gobernante o alto funcionario público debe y tiene que ser del conocimiento público, tal como ocurre en la mayoría de los países de régimen democrático. Aquí podría aplicarse el sabio dicho popular: "El que no la debe no la teme". En la historia de los presidentes de Venezuela, contrasta el caso de la manipulación u ocultamiento informativo y veraz, del estado de salud del Presidente Hugo Chávez, con la de otros jefes de Estado como Cipriano Castro, Juan Vicente Gómez y Diógenes Escalante, entre otros, cuyos estados de salud fueron del conocimiento público, mediante oportunos partes médicos.

PARADOJA 6. Alcoholismo

Parece, haber un decremento en la adicción al alcohol, frente al creciente incremento a la drogadicción, que afecta (según cifras de OMS) a más de 300 millones de personas, en su mayoría jóvenes y aún adolescentes. La iniciativa del gobierno del Uruguay de legalizar el consumo de marihuana, aun de manera restrictiva, plantea graves interrogantes al igual que con el aborto. Se sabe como comienza, pero no como termina.

PARADOJA 7

El comercio de órganos humanos (diferente a la donación voluntaria) implica un principio de moral, del donante que lucra, frente al paciente que se beneficia en defensa de *"su derecho a la vida"*.

PARADOJA 8

La creciente migración de recursos humanos y familias venezolanas, es consecuencia absoluta de factores endógenos atribuibles a las deficiencias políticas oficialistas, inseguridad y desempleo en la primera década del presente siglo. Es manifiesto el contraste con las corrientes inmigratorias de mano de obra especializada, de Europa y Colombia, especialmente, en tiempos del gobierno de Pérez Jiménez.

PARADOJA 9

El llamado "médico de familia", era común en las primeras décadas del siglo pasado, cuando era usual la visita del médico a la residencia del paciente. Según el caso, se le remitía a un especialista. No era frecuente la investigación de laboratorio e imagenología previa al diagnóstico hasta la progresiva evolución de los recursos científicos. (Recuerdo en mis años infantiles, las visitas a mi casa de médicos de familia con sus maletines médicos, de la talla de Gustavo H. Machado y Hernández Zozaya).

PARADOJA 10

El *derecho a la salud* consagrada en la Constitución Nacional, al igual que la garantía a la seguridad personal y a la vida, NO PASA DE SER "LETRA MUERTA", ante la manifiesta incapacidad del Estado para ser idóneo y eficiente en el cumplimiento de tales principios. La reiterada declaración de "*Yo asumo mi responsabilidad*" por parte del jefe del Estado carece de sentido, para convertirse en una expresión meramente demagógica. Además de la condición de dudosa y cuestionable idoneidad, de los recursos médicos, traídos de Cuba, sin acatar la reválida, contemplada en la Constitución y la normativa del Colegio Médico, los hospitales y centros de salud requieren de médicos y personal especializados en gerencia hospitalaria, para garantizar la correcta prestación y administración de los servicios, y del oportuno abastecimiento de insumos y recursos por parte del Estado. Prueba de ello, fue la fallida experiencia de uno de los más importantes centros médico-hospitalarios de Caracas, cuyo proyecto estuvo paralizado por varios años debido a graves problemas financieros y administrativos por falta de experiencia gerencial. Gracias a la reestructuración integral del proyecto, en manos capacitadas, ese centro médico-hospitalario es hoy modelo en su género en Latino América.

PARADOJA 11. Honorarios

Comparativamente, los honorarios por la prestación de servicios médicos y de apoyo, son en Venezuela, significativamente menores que en USA, Europa y otros países. Además numerosos médicos de reconocido prestigio dedican tiempo semanal para prestar sus servicios gratuitos en instituciones sin fines de lucro. Vale señalar el ejemplo del Centro Médico-Asistencial *Federico Ozanam*, promovido, administrado y operado, desde 1996 por la Fundación que lleva su nombre, por iniciativa de la Fundación de San Vicente de Paul, creada por el empresario Don Jacob Dib (+) y actualmente bajo la dirección de sus descendientes directos. El CMA-FO, ubicado en Guarenas, es una excelente institución sin fines de lucro, ni de apoyo económico gubernamental, dotado de todos los servicios, especialidades, hospitalización, emergencias y recursos médicos científicos y tecnológicos, a cargo de un centenar de médicos en más de 40 especialidades médicas y odontológicas y que opera bajo el modelo de *solidaridad social*, mediante el cual el paciente, no amparado por el Seguro o modalidad de medicina pre-pagada, financia sus requerimientos, según sus posibilidades y en numerosos casos bajo el régimen de exención parcial o total de pago. En el 2013, fueron asistidos más de 150.000 pacientes, con exenciones por el orden de Bsf. 2.380.000.- En otros países, el sistema de medicina pre-pagada, es un "buen negocio" porque vela, por la buena salud de sus afiliados, lo cual les permite reducir sus costos operativos.

PARADOJA 12. Médicos y abogados

En general el baremo que rige la prestación de servicios legales y jurídicos, goza de mayor amplitud por su carácter "profesional-comercial" porque suele tomar en cuenta la capacidad económica del cliente y la complejidad y laboriosidad (hora-hombre) de los asuntos de su competencia. Sin embargo, la categoría y prestigio de los escritorios jurídicos disponen también de baremos variables.

PARADOJA 13. Medicina reproductiva

Obviamente estos casos plantean situaciones específicas y complejas, no siempre solucionables por la vía jurídica, en vista de que atañen a la Ley Moral y Ética, que dependen del paciente o de sus familiares, (casos de aborto o eutanasia).

PARADOJA 14. Empleados vs. administradores

Además de las consideraciones incluidas en la Paradoja 10, la integración entre la función médica y la administrativa deben ser inseparables para garantizar la calidad del servicio médico-hospitalario. En Venezuela la generalizada ausencia de gerencia especializada, es la causa predominante en el pésimo desempeño de la salud pública, agravada por la reiterada carencia y desabastecimiento de recursos e instrumental médico, que ocasiona el constante e indeseable "ruleteo" de pacientes, que es causa frecuente de fallecimientos ante las emergencias y falta de asistencia oportuna. Resulta inexplicable que instituciones como el Instituto de los Seguros Sociales, o el MPP para la Salud, sean dirigidos y operados por "políticos" o amigos cercanos al oficialismo. Los resultados son más que elocuentes. Entre los casos de excepción en el IVSS, hay que recordar el exitoso desempeño del Dr. José Luis Silva Luongo (+), experto en el área aseguradora y ex-ministro de Hacienda, como también al Dr. Rafael Rísquez Iribarren (+), sin olvidar las prominentes figuras de los Dres. Arnoldo Gabaldón, Martín Vegas, Espíritu Santo Mendoza y Enrique Tejera, entre otros.

PARADOJA 15. Acto médico completo vs. parcial

Obviamente, un especialista médico, consciente de su competencia personal y por respeto a su condición profesional no puede / debe acatar decisiones de algún superior suyo, cuando abrigue criterios disidentes en cuanto a diagnóstico y praxis médica. En tales casos una junta *ad hoc*, el Colegio Médico o en última instancia el Poder Judicial, tendrían en sus manos la evaluación de cada caso, pero aún así, estimo que es "facultad de conciencia" del médico tratante.

PARADOJA 16. Clínica y laboratorio

Aquí lucen razonables los conceptos de ponderación en base a conocimientos y experiencias, como refleja el sabio dicho coloquial *"Ni tanto que queme al santo ni tan poco que no lo alumbre"*.

PARADOJA 17. Exploraciones indispensables vs optativas

Es ciertamente aplicable la observación a la paradoja anterior. Hay casos en los que el médico tratante extreman las exploraciones y exámenes, más allá de lo razonablemente necesario, como para "curarse en salud" ante posibles errores de diagnóstico o praxis médica.

PARADOJA 18. Satisfacción vs. insatisfacción

Los casos de insatisfacción de servicios o incompetencia profesional, a menudo frecuentes, podría ser consecuencia de la aberrante violatoria legal y constitucional, de utilizar los supuestos servicios de decenas de miles de "médicos" importados por el gobierno nacional, con nulos o insuficientes méritos académicos, sin cumplir el obligatorio proceso de reválida y del Código Deontológico del Colegio de Médicos, con las frecuentes y graves consecuencias registradas en la última década y que ha desnaturalizado el objetivo de la llamada "Misión Barrio Adentro", cuyas experiencias han sido, por lo general, deplorables en consultorios y dispensarios en barrios marginales, muchos de los cuales están inoperativos. Es significativo el creciente número de "facultativos" cubanos que han optado por emigrar a otros países.

PARADOJA 19. Información tradicional vs información virtual por internet

El exorbitante caudal informativo acerca de patologías y tratamientos a través de las redes de internet y televisión y otros medios, a veces procedentes de fuentes no calificadas y con evidente fines de lucro, promueve e induce a la indeseable práctica de auto-medicación, que podría ser contraproducente y hasta agravar la sintomatología. Bastaría citar los recientes casos de implantación de prótesis mamarias que han derivado en reclamaciones judiciales y aplicaciones de sustancias (bótox y otros) con propósitos rejuvenecedores, cuyas aplicaciones han sido prohibidas, ante los perjuicios causados. Esta suerte de "consultorios médicos virtuales" deberían ser estrictamente reglamentados, como en décadas anteriores, cuando los médicos y profesionales vinculados a la salud, se abstenían de hacer uso de los medios de comunicación para informar, declarar, o hacer diagnósticos generalizados y menos aun prescribir fármacos, incluyendo vitaminas y medicinas de libre expendio.

Obsérvese cómo persiste la limitación informativa en diarios y otros medios, por parte de laboratorios y empresas fabricantes, en relación al suministro de datos, contenidos, propiedades, posologías y aplicaciones de fármacos de exclusiva prescripción médica, con el objeto de preservar la debida confidencialidad. Como es sabido, la información, especialmente de productos nuevos, se trasmite a los médicos, periódicamente, de manera personal a través de "visitadores médicos", quienes además brindan asesoría y suministran muestras de los productos. Los catalogados como productos de "libre venta" sin récipe, profusamente anunciados publicitariamente, no son, en la mayoría de los casos, prescritos, por razones obvias, por los facultativos. Las frecuentes entrevistas a médicos especialistas en TV, si bien pueden orientar al paciente, tienen una inocultable intencionalidad publicitaria.

PARADOJA 20. Seguros vs. profesión médica

Aunque el seguro médico de protección contra eventuales "mala praxis" protege al facultativo en USA, ante posibles querellas judiciales, incide de manera exorbitante en el monto de honorarios, tal como se indica, con doble perjuicio para el paciente, quien en la práctica asume parcialmente el costo del seguro y además sufre las consecuencias del daño causado el cual podría ser irreparable. En países de Europa que disponen de la "medicina socializada", el servicio de salud suele ser impecable y además exento de costo, aún para turistas y no residentes, aunque su equivalente se refleja necesariamente, en el régimen tributario de obligatorio cumplimiento para todos los ciudadanos.

PARADOJA 21

Las empresas farmacéuticas operan como cualquier otra industria privada con fines de lucro y con prioridad a otros fines benéficos u hospitalarios. En una reciente entrevista-reportaje trasmitida por CNN, se abordó el tema de los nuevos medicamentos de avanzada tecnología que están en proceso de investigación o aún listos para su comercialización, pero ante la posibilidad-convicción de que podrían contribuir a la curación de enfermedades tradicionales o irreversibles, tienden a "demorar" el lanzamiento mientras agotan los inventarios, generalmente cuantiosos, de medicamentos alternativos, lo cual podría considerarse anti-ético. También ocurre con la prescripción de medicamentos de "marca", significativamente más costosos que los "genéricos", aunque estos parecen superarlos en el mercado, por los pacientes que buscan ahorro.

PARADOJA 22. LOS POLÍTICOS vs PROFESIÓN MÉDICA

No es posible garantizar el derecho constitucional a la salud ante la manifiesta ineficacia gerencial del Estado para dotar y abastecer debida y oportunamente a los hospitales y centros públicos de salud, de lo cual se infiere que para el gobierno la salud pública constituye un "pasivo" que no reviste prioridad especial, excepto cuando median las promesas electorales.

PARADOJA 23. TERAPIA INTENSIVA

Obviamente, el recurso de terapia intensiva, tiene sus pro y sus contra; las facilidades, ventajas, comodidades y conveniencias están a favor de los médicos en desmedro de los pacientes, aunque ello no signifique falta de calidad en los servicios. Esta característica también se observa en los servicios de consulta médica. Como no existe el sistema de consultas programadas en fechas y horas definidas, debido en parte al incumplimiento por parte de los pacientes, prevalece la consulta "por orden de llegada", lo que genera prolongadas esperas, a veces hasta de una o más horas, pero favorece a los facultativos. A ello se agrega el abuso de costosos exámenes complementarios no indispensables y la dificultad y hasta la imposibilidad de comunicación post-consulta con el médico, algunos de los cuales delegan esta función en la secretaria o enfermera que les sirve de enlace. No obstante deben reconocerse casos especiales como el óptimo servicio que presta el Grupo Oncológico Arsuve del C.M. La Floresta, con sede en el C.M.D. La Trinidad, que incluye además de sus cómodas y modernas instalaciones, la facilidad de comunicación con los médicos. Finalmente habría que mencionar la desconsiderada obligación del pago de servicios por adelantado.

PARADOJA 26

El caso del Dr. Favaloro es por demás elocuente y dramático. Confirma la tradición bíblica según la cual *"nadie es profeta en su tierra"*. Es de imaginar lo que hubiera sido su trayectoria profesional en el ámbito internacional, de haber permanecido en USA o la Unión Europea, tal como ha ocurrido, con relevantes investigadores científicos y médicos venezolanos, desde Baruch Benacerraf (Premio Nobel de Medicina) y el "brujo de Pipe" el notable científico Humberto Fernández Morán, hasta nuestros días cuando el ingeniero marabino Rafael Reid, graduado en la Universidad de Carabobo, alcanzó por sus esclarecidos méritos, la presidencia del prestigioso MIT de Boston.

PARADOJA 27. VIDA vs ABORTO

Huelga reafirmar que científicamente la vida humana y animal, comienza con la fecundación del óvulo en el útero materno, así como, según la teoría evolucionista, la vida orgánica se originó a partir del surgimiento de algún aminoácido o proteina, micro-organismo primario sideral, hace millones de años. A partir de la fecundación del óvulo materno, se origina un "organismo-ser" que se transforma en feto, dotado de un código o mapa genético ADN, propio, así como de órganos vitales, cuerpo, mente, corazón, etc. y de alma, en sentido espiritual. Por tanto, en mi opinión personal, la vida del no nacido es y debe ser incondicionalmente inviolable. Es tan ser humano en el claustro materno como después del parto. Sin desconocer la complejidad de la materia, nadie puede convertirse en "juez" para decidir acerca de la vida y la muerte. La experiencia demuestra la existencia de seres humanos declarados clínicamente "muertos cerebrales" que han recuperado sus vidas aun después de varios años de existencia vegetativa. Lo sobrenatural trasciende a lo humano.

PARADOJA 28. SEGURIDAD SOCIAL

Solo en países de avanzada cultura de seguridad social (USA, Unión Europea, Asia) la seguridad social en manos del Estado opera cabalmente en comparación con la deplorable y a menudo corrupta situación en otros países especialmente en Latinoamérica y Africa donde o no existe o donde la seguridad social adolece de graves vicios y deficiencias científicas, operativas y éticas. En Venezuela, el caso del SSO y el MPP de la Salud, del cual dependen los servicios públicos de asistencia y seguridad social, constituyen vergonzosos ejemplos de ineptitud, corrupción y ausencia de estructura gerencial-administrativa. A manera de ejemplo, habría que citar la incuantificable deuda de los organismos públicos que aun deduciendo a los trabajadores, las primas mensuales del SSO, no las revierten al IVSS.

PARADOJA 30. MEDICINA CLINICA vs MEDICINA MOLECULAR

No obstante la opinión disidente del Dr. James Le Fanu, el ADN se ha constituido en uno de los instrumentos fundamentales para la identificación humana, especialmente en el área criminalística. La cuestión estaría, a mi modo de ver, en los posibles y desconocidos enigmas que aun encierre el ADN.

PARADOJA 31. TRIUNFOS Y FRACASOS

En los tratamientos oncológicos, la investigación científica tiene aún mucho que hacer, sobre todo en el alivio a las reacciones y consecuencias que afectan a los pacientes sujetos a tratamientos de quimioterapia, como malestar general y alopecia.

PARADOJA 32. DOLOR, PODER, MEDICINA, DINERO

Paradógicamente resulta incuestionable que la mitad (por decir lo menos) de lo que el paciente gasta en salud solo sirve para prolongar la vida humana, de donde se plantea el perverso axioma, *"A mayor prolongación de la vida, mayores beneficios económicos"*. En fin de cuentas, suele ser muy alto el precio que se paga para lograr el consuelo familiar.

PARADOJA 33. MEDICINA DEL ENTORO vs. MEDICINA GLOBAL

Sin duda alguna, que la salud de la población tercer mundista predominantemente está en manos de los países más avanzados en la investigación y la ciencia médica, pero la solución integral para mejorar la calidad de la vida en America Latina y en otras regiones del mundo, reside en la formación médica y la incorporación de los recursos docentes, científicos y técnicos necesarios, para garantizar las terapias correctivas, siendo además indispensable, la educación preventiva mediante la siembra de conductas, actitudes, hábitos, higiene, alimentación, condiciones ambientales (agua potable, disposición de basura y aguas servidas), cuyas carencias son manifiestas en países donde prevalece la marginalidad.

PARADOJA 35. MEDICINA HIPOCRATICA vs IATROGENIA

Aparte de la falibilidad humana en el ejercicio médico y la Iatrogenia, se ponen de manifiesto los valores prioritarios que deben prevalecer en la estricta y completa formación científica y profesional del recurso humano médico y aún para-médico y auxiliares, erradicando la mediocridad y ausencia de destrezas y competencias, resultado de la formación irresponsable, que privilegia el volumen de los egresados por encima de la formación científica, atendiendo a inconfesables intereses políticos y demagógicos. Inadmisible concebir y aceptar la formación masiva de miles de "médicos", con escasamente 3 años de formación y dudosa o nula praxis académica. Si alguna profesión exige, además, de docentes calificados, con preparación de post-grado y probada experiencia médico-quirúrgica, es la medicina, porque está en juego, nada menos que la vida humana. Bastaría mencionar el fracaso de la "Mision Barrio Adentro" (a pesar de la buena intención que animó su creación) con decenas de miles de médicos importados de Cuba, sin la indispensable reválida, formación y experiencia en el ejercicio médico

PARADOJA 37. MEDICINA CURATIVA E HIGIENE

Es de tan significativa importancia la medicina curativa como los hábitos de higiene y sanidad ambiental, así como la prevención de enfermedades contagiosas; esta materia debería ser profusamente incluida en los "pensa" de estudios escolares en todos sus niveles. La ignorancia en materia de prevención de la salud humana, prevalece en las clases socio-económicas y zonas marginales, con evidente deterioro de la salud pública. Las políticas gubernamentales, tienen o deberían tener, significativa relevancia.

PARADOJA 39. LA "MODA" EN LA MEDICINA

La profusión de innovaciones, tratamientos preventivos y curativos, testimonios supuestamente avalados por médicos y promoción de "promesas" (*"Satisfacción garantizada o le devolvemos su dinero"*) responde mayormente a fines de lucro y a seducir a los consumidores, ante el alud publicitario de los que se valen los fabricantes. Hasta tiempos recientes se pusieron de "moda" medicamentos naturistas como el Glinko-Bilova, la Glucosamina, los multivitaminicos "contra la fatiga, el estrés y la merma de facultades mentales, los fármacos adelgazantes, entre muchos otros, siendo deseable la reglamentación y moderación en la divulgación indiscriminada de las propiedades y uso de tales medicamentos.

PARADOJA 40. LUCHA CONTRA LA ENFERMEDAD vs CONTRA LA MUERTE

La clave estratégica para la prolongación saludable de la vida, es el *"mantenimiento"* tal como ocurre con las instalaciones industriales, equipos, maquinarias, vehículos. No en balde se ha afirmado que el organismo humano es la "máquina" más perfecta jamás inventada. Ninguna otra es capaz de funcionar ininterrumpidamente durante 70 u 80 años o más, de manera consecutiva. El ejercicio físico y mental, los buenos hábitos cotidianos, la alimentación adecuada y una actitud serena ante la inevitable conflictividad de la vida actual, así como el estímulo a la convivencia y a la paz son factores que benefician la salud y la juventud "avanzada". El célebre pensador francés Denis Diderot, del siglo XVIII, decía: *"Los médicos trabajan sin cesar para la conservación de la salud y los cocineros, para destruirla; estos últimos tienen más seguro el éxito"*. Me temo que no le faltaba razón.

PARADOJA 64

El stress, la agresividad ambiental, la violencia que genera inestabilidad emocional y depresiva en la conducta humana, han hecho de los anti-depresivos y medicamentos psicotrópicos y similares uno de los más grandes mercados farmacológicos del mundo, a pesar de que el expendio de muchos de ellos está sujeto al récipe médico.

PARADOJA 65. LEGALIZACION DEL CONSUMO DE MARIHUANA

La reciente aprobación de expendio y consumo de la marihuana en Uruguay, no obstante las restricciones impuestas para ello, ha despertado las consiguientes expectativas en escala mundial, inclusive en organismos como OMS, DFA, DEA, CIA, etc, lo que hace suponer que antes del 2020 esta práctica se generalice, a pesar de que en Holanda y otros países es ya un hecho. Inclusive en países escandinavos hay sitios (plazas y parques públicos) especiales para los aficionados a la droga. Sin embargo, es también previsible que la venta irregular y el creciente consumo, especialmente en adolescentes, estimule el riesgo de consumo de drogas "duras", consecuencia de la adicción.

PARADOJA 66

Al excelente y acertado análisis, sólo habría que agregar que el contraste emocional de aspirar a una longevidad saludable supone otras necesidades, con más servicios y los inevitables incrementos de costos que implica la prolongación del proceso geriátrico. Con agudo sentido humorístico recordamos el ocurrente consejo de alguien que con motivo del cumpleaños de un amigo, le aconsejó: *"No sigas cumpliendo años, porque te vas a morir..."* En cualquier caso sería mejor celebrar la fecha aniversaria del natalicio.

PARADOJA 67

Cabría preguntarse si las enfermedades, como consecuencia del desgaste orgánico y la muerte natural, frente al preocupante crecimiento exponencial de muertes por violencia, abortos, desnutrición, (La OMS estima que una séptima parte de la población mundial, equivalente a 1. millardo de personas sobreviven en situación de pobreza extrema), así como los conflictos armados y grandes catástrofes, en lo últimos 100 años, no constituye una suerte de "contrapeso" frente al crecimiento, también exponencial de la población mundial. Sólo las dos pavorosas guerras mundiales ocurridas en el siglo pasado, causaron la muerte de 100 millones de personas sin incluir las víctimas de otros conflictos bélicos "menores" y de tragedias como las del holocausto judío en Alemania, con 6 millones de víctimas, las torres gemelas en USA, el tsunami asiático en el sur del océano Indico, acaecido en diciembre de 2004, los frecuentes huracanes y ciclones como el Katrina a fines de agosto del 2005, que ocasionó pérdidas por USA$ 45 millardos de dólares, el conflicto sirio con más de un centenar de miles de muertos y 4 millones de refugiados, la muerte de unas 60.000 personas en el conflicto guerrillero de FARC y ELN en Colombia. Los 150.000 muertos por la violencia en Venezuela en la última década, en Cuba durante 55 años con miles de fusilados o muertos en las cárceles o tratando infructuosamente de huir en busca del exilio, el reciente desastre no menos devastador en Filipinas y la restricción de la natalidad en China . Cabe preguntarse si el índice de natalidad crece en la misma o mayor o menor proporción que el de la mortalidad.

PARADOJA 68

A lo anterior habría que agregar que, además del alcohol, las drogas, el tabaco, el VIH, la comida "chatarra", así como el hambre y la desnutrición, producto de las hambrunas en Sudan y regiones vecinas, como en los pueblos más pobres de India, China y Latinoamérica, son causas prevenibles de muertes prematuras en el mundo.

PARADOJA 71

Resulta absolutamente irresponsable, la actitud de los gobiernos del tercer mundo, al desaprovechar las innumerables posibilidades de conservacionismo y de protección a la salud y a la vida que ofrecen las instituciones internacionales, como las mencionadas en las anteriores paradojas, lo que podría atribuirse a una suerte de complejo de inferioridad, ignorancia y de indiferencia ante materias de tanta importancia y elevado interés geo-humano.

PARADOJA 74

La solución al problema planteado sigue siendo la calidad de la asistencia médica y oportuna, en hospitales y centros de salud, debidamente abastecidos, con suficientes e idóneos recursos humanos, insumos y equipos médicos, complementado con una verdadera y permanente campaña educativa y de prevención especialmente en zonas marginales.

PARADOJA 76

Sugiero revisar el índice de masa corporal (relación peso klg/talla en mts.2.) para facilitar su comprensión. En la paradoja donde se menciona el volumen de población de USA, conviene actualizar el dato; según el último censo, la población es de 330 millones de habitantes.

PARADOJA 84. ENFERMEDADES CORONARIAS Y ACV

Si el paciente afectado por enfermedades coronarias o cardiovasculares es tratado exitosamente con fármacos específicos, administrados separadamente, es presumible que la *"poli-píldora"*, en estudio, con sus 6 ingredientes, cumpla las mismas funciones, sin reacciones o rechazos significativos en el largo plazo. La cuestión radica en la dosificación y frecuencia de la ingesta, en vista de que la administración de fármacos por separado, suele variar, a juicio del facultativo en las dosis y en la frecuencia de consumo. Medicamentos como Losartán, Clopidrogel, Nipodipina y Simvastatina, entre otros, se expenden en dosis de diferente gramaje.

PARADOJA 89

La experiencia precaria, por no decir negativa de la Misión Barrio Adentro, demuestra sus evidentes carencias y debilidades, más allá del *beneficio* socio-político. De allí la necesidad de su reestructuración integral.

PARADOJA 91. DIAGNOSTICO, PRONOSTICO, TRATAMIENTO MEDICACION

La responsabilidad es de la competencia del médico tratante, siempre que el paciente "apruebe" y cumpla con las prescripciones y especificaciones y que la información del paciente para elaborar su historia clínica, sea completa, sincera y veraz, sin ocultar aspectos que pudieran incidir negativamente en el diagnóstico. Para mis chequeos anuales o eventuales, tengo por norma escribir previamente mi historia clínica personal, sin omitir detalles, incluyendo antecedentes y los fármacos que uso, para facilitar la labor de mi médico internista y mantenerla al día, en caso de emergencia. El cuestionario médico que el paciente recibe en su primera consulta es, por lo general, incompleto.

PARADOJA 93

Adicionalmente a lo expuesto anteriormente, resulta oportuno insistir en la modalidad y frecuencia de entrevistas por TV y radio a médicos especialistas, las cuales suelen convertirse en "conferencias" virtuales acerca de la especialidad de su competencia. Si bien ello contribuye a impartir conocimientos y cultura médica al público en general, tiene el riesgo a los malos entendidos, confusiones, incorrecta interpretación y a la muy frecuente e indeseable práctica de la auto-medicación y "recomendación" a otras personas aquejadas de males semejantes. En la mayoría de los casos, estas entrevistas por TV, concluyen suministrando las señas, direcciones, números telefónicos y e´mails del entrevistado, con lo cual la entrevista-charla se convierte en un simple mensaje publicitario de larga duración.

CONCLUSIONES

Confío que estos comentarios, contribuyan de alguna manera al logro del "librito" que no dudo en calificar de excelente y útil ensayo-recopilación de tu dilatada y diversificada experiencia académica en los campos fundamentales de la ciencia médica; un aporte de singular importancia para las generaciones actuales y futuras. No estimé conveniente incluir las consideraciones de otros especialistas consultados.

Earth edition

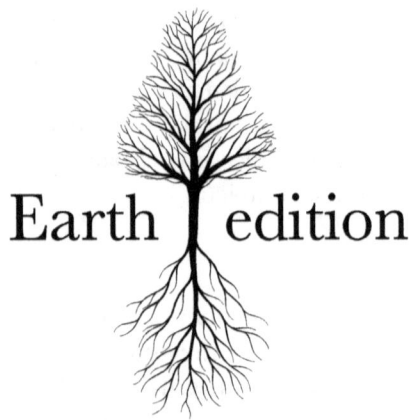

www.EarthEdition.org